实用中医技术与疗法丛书

总主编◎苏惠萍 倪 磊

耳穴诊疗法

主 编◎倪 磊 李 雁
主 审◎黄建军

中国健康传媒集团
中国医药科技出版社

内 容 提 要

　　本书分为基础篇、诊断篇和治疗篇。基础篇介绍了耳穴诊治法的历史源流、耳部解剖与结构、耳穴分布与定位，诊断篇对耳穴诊断方法、常见病的耳穴诊断等方面做了全面的论述，治疗篇就内科疾病、外科疾病、妇科疾病、儿科疾病、皮肤科疾病和五官科疾病六个专业的110余种常见病的治疗进行了归纳总结。本书突出简洁实用的特点，编写中力求以中医学理论为基础，综合运用现代科学技术的理论和方法，把耳穴诊治各类疾病的临床经验和科研成果加以汇总，并参阅了近年来国内外的文献资料，编辑成这部既具有中医特色，又包含西医技术的耳穴诊疗学专著。同时为了便于读者对于耳穴定位的快速掌握，本书在耳廓照片上标识耳穴，采用"一病一方一图片"的形式，更加形象生动地展示耳穴配方应用，方便广大针灸、耳穴工作者或爱好者临床参考应用。

图书在版编目（CIP）数据

耳穴诊疗法 / 倪磊，李雁主编 . — 北京：中国医药科技出版社，2024.1
（实用中医技术与疗法丛书）
ISBN 978-7-5214-3354-8

Ⅰ.①耳…　Ⅱ.①倪…②李…　Ⅲ.①耳－穴位疗法　Ⅳ.① R245.9

中国版本图书馆 CIP 数据核字（2022）第 153345 号

美术编辑　陈君杞
版式设计　南博文化

出版　**中国健康传媒集团** | 中国医药科技出版社
地址　北京市海淀区文慧园北路甲 22 号
邮编　100082
电话　发行：010-62227427　邮购：010-62236938
网址　www.cmstp.com
规格　710×1000mm $^1/_{16}$
印张　19 $^3/_4$
字数　371 千字
版次　2024 年 1 月第 1 版
印次　2024 年 1 月第 1 次印刷
印刷　河北环京美印刷有限公司
经销　全国各地新华书店
书号　ISBN 978-7-5214-3354-8
定价　**78.00 元**

获取新书信息、投稿、为图书纠错，请扫码联系我们。

丛书编委会

总主编 苏惠萍　倪　磊

副主编 施　怡　李　雁　杨博华

编　委（按姓氏笔画排序）

边朝辉　朱　立　刘乃刚

刘克勤　孙慧怡　张　昶

陈幼楠　林欣潮　赵铁葆

郭　华　嵇　冰

实用中医技术与疗法通常是指安全有效、成本低廉、简便易学的中医药技术。人类从出现开始，就在不断和疾病抗衡，寻找和探索战胜疾病的方法和手段。我国的中医学承载着中国古代人民同疾病作斗争的实践经验，无论是神农尝百草，还是砭石疗法、针灸罐疗，都充分体现着古代先贤在维护健康、战胜疾病过程中的不懈努力和探索精神。长沙马王堆汉墓出土的《五十二病方》记载的有敷药、药浴、熏蒸、按摩、熨、砭、灸等外治法术，以及《黄帝内经》等古代经典著作中不断发展完善的针灸、按摩、刮痧、熨贴、敷药、膏方、药酒等中医药疗法，均为后世的实用中医技术与疗法奠定了扎实的理论和实践基础。

实用中医技术与疗法是中医药学的重要组成部分，包括中医理论指导下的多种防病治病的特色手段及方法，突出中医学简便效廉的特点，以患者依从性高、疗效好的中医外治疗法或非药物疗法为主，同时包括患者易于接受、安全有效的内服中药特色剂型等，内容丰富，适宜于各级医疗机构及健康保健机构推广应用。

本套丛书定位于中医药实用技术临床应用的推广及普及，以满足相关医疗机构及中医药工作者不断提升医疗服务水平、快速拓展业务范围，以及提升业务能力的学习需求。本丛书注重实用性、专业性及可读性，编写组在前期工作中，首先进行了较深入的调研，优选出相对应用广泛、技术成熟、大众容易接受、易于推广的临床实用技术。本丛书包括《内服膏方疗法》《外用膏方疗法》《穴位贴敷疗法》《外洗湿敷疗法》《中药茶饮疗法》《耳穴诊疗法》《小儿推拿疗法》《常见疼痛的诊断与针刀治疗》《摸骨正脊术》《直肠给药疗法》。本丛书既可作为指导中医药工作者临床实践的常备书籍，也可作为业务培训老师的参考教材，有着广泛的应用范围。

本丛书由北京中医药大学东直门医院苏惠萍教授、倪磊教授组织编写及审定，各分册主编均为各专业领域具有一定影响力的专家学者。在编写过程中，为使本丛书充分体现传承与创新、理论与实践的有机结合，大家反复推敲，修改完善，力求达到应有的水平。在此衷心感谢编写组的每一位成员艰辛的努力和付出。也希望这部丛书的出版，能为中医药事业的发展及中医药技术的推广应用做出积极的贡献。

由于编写时间较为仓促，书中难免存在不足之处，我们真诚希望广大读者在使用过程中多提宝贵意见和建议，以便今后修订完善。

丛书编委会

2023 年 11 月

耳穴诊疗法是通过耳廓上反应机体生理功能和病理变化的特定部位来诊断和治疗疾病的方法技术，是中医药适宜技术中的重要部分。它历史悠久，早在两千多年前，我们祖先不但发现了某些疾病在耳廓相关部位的反应规律，并运用耳廓治疗身体某些疾病，包括耳廓按摩法、耳灸法、主管吹药法、耳穴放血法等治疗方法。20世纪80年代以来，中国加强了耳穴的研究与应用，耳穴治疗的适应证不断扩大，已由几十种发展到100多种，通过不同的选配穴，可以发挥镇静止痛、脱敏止痒、止呕止泻等不同作用，加之其具有操作方法简单、安全、应用方便、疗效可靠的特点，被广泛应用于临床的诊断与治疗。治疗的病症遍及内、外、妇、儿、神经、五官、内分泌等各科，不仅对神经衰弱、自主神经功能紊乱等功能性疾病疗效明显，对某些器质性疾病、感染性疾病也有较好疗效。

本书分为基础篇、诊断篇和治疗篇。基础篇包括历史源流、耳部解剖与结构、耳穴分布与定位，不仅总结了前人的经验并做了系统的回顾，而且图文并茂对穴位的定位进行了直观的讲解；诊断篇对耳穴诊断方法、常见病的耳穴诊断等方面做了全面的论述；治疗篇就内科疾病、外科疾病、妇科疾病、儿科疾病、皮肤科疾病和五官科疾病六个专业的110余种常见病的治疗进行了归纳总结，并指明治疗中的注意事项。

本书作为实用中医技术与疗法丛书之一，突出简洁实用的特点。编写中力求以中医学理论为基础，综合运用现代科学技术的理论和方法，把耳穴诊治各类疾病的临床经验和科研成果加以汇总，并参阅了近年来国内外的文献资料，编辑成这部既具有中医特色，又包含西医技术的耳穴诊疗法专著。同时为了便于读者对于耳穴定位的快速掌握，本书在耳廓照片上标识耳穴，采用"一病一方一图片"的形式，更加形象生动地展示耳穴配方应用，方便广大针灸、耳穴工作者或爱好者临床参考应用。

　　本书的编写得到了国内许多知名专家的帮助与指导，值此对各位同道的无私帮助致以诚挚的感谢！限于我们的知识和能力，本书难免存在不足，衷心希望读者多提宝贵意见，以便今后做进一步的修改和提高。

倪　磊

2023 年 11 月

基础篇

诊断篇

治疗篇

第六章 耳穴取穴原则与治疗方法 …………………………… 82

基础篇

第一章　耳穴诊治概述

第一节　耳穴的定义

耳穴是耳廓上反应机体生理功能和病理变化的特定部位，是诊断和治疗疾病的特定点，是体内气血输注的部位之一。中医学认为，人体罹患疾病往往会在耳廓上的相关穴区出现反应，刺激这些相应的特定点可起到防病治病的作用。这些特定点根据其反应特性和检测方法的不同，可将其称为敏感点、反射点、阳性点、压痛点、低电阻点、良导点、着色点、治疗点等。

第二节　耳穴诊疗法的历史渊源

祖国医学认为，人体有脏腑、皮肉、骨骸，且各个器官之间都有其内在联系，耳部居于人体头面部，和全身组织器官，四肢百骸互为沟通。耳穴诊治是我国传统医学的重要组成部分，其诊断内容丰富，可通过望诊、触诊等将人体患病时耳廓相应部位的阳性反应与所对应的脏腑、疾病相联系。耳穴治疗手段也呈多样化，通过观察耳穴上的疾病反应变化区，采用针灸、耳压、按摩、放血等方法对耳部穴位进行干预，从而起到治疗、预防、保健、康复的作用。

一、耳与经络的联系

耳与全身经络皆有密切联系，十二经脉中六条阳经循行都通过耳部；六条阴经通过经别也间接和耳部有联系；五络皆会于耳中。早在1973年长沙马王堆三号汉墓出土的帛书《阴阳十一脉灸经》中，就有对"耳脉"的记载。春秋战国末期的《灵枢·邪气脏腑病形》篇中记载："十二经脉，三百六十五络，其血气皆上于面而走空窍，……其别气走于耳而为听"，高度概括了耳与全身经络的关系。《灵枢·经脉》篇中记载："手少阳之脉，……上项，系耳后，直上出耳上角，其支者从耳后入耳中，出走耳前"；"手太阳之脉分支，却入耳中"；"足阳明之脉，上耳前"；"足少阳之脉分支，从耳后，入耳中，出走耳前"；"足太阳之脉，其支者从巅至耳上角";"手阳明之别（注：手阳明经分出的一支络脉），入耳，合于宗脉"，指出了十二经脉中六条阳经循行都通过耳部。六条阴经虽不直接通过，但是《灵枢·经别》篇中记载的十二经别：其循行路线都是阴经合入与它相为表里的阳经，而阳经的经别都复合于它原经脉，所以通过经别的传达，六条阴经也间接和耳部有了联系。《素问·缪刺论》中记述："手足少阴、太阴，足阳明之络，此五络皆会于耳中"，补充了《灵枢·经脉》篇的内容。因此，早在二千多年以前古人已认识到耳与经络的密切联系。正如《灵枢·口问》篇说："耳者，宗脉之所聚也"。后又有宋·杨士瀛所言："十二经脉上络于耳。"明·李时珍在《奇经八脉考》中进一步从八脉的内容阐发了经脉和耳部的关系，如阴、阳二跷脉分别统率左右侧的阴阳经脉，并循行"入耳后"；阳维脉象罗网一样联络全身的阳经，也"循头入耳"。以上这些论述都反映了耳和经路联系是相当复杂的。

二、耳与脏腑的联系

同样在古代文献中关于脏腑和耳的联系也有不少记载。《黄帝内经》中同样有所记述，如《灵枢·脉度》篇述："肾气通于耳，肾和则耳能闻五音矣"；《素问·金匮真言论》亦有："南方赤色，入通于心，开窍于耳"的记载。明代王肯堂《证治准绳》中阐述："心在窍为舌，以舌非孔窍，因寄窍于耳，则是肾为耳窍之主，心为耳窍之客。"指明了耳与心肾二脏皆有生理联系。《素问·玉机真脏论》中记述："（脾）不及，则令人九窍（五官七窍加前后二阴）不通"。《素问·通评虚实论》亦述有："头痛，耳鸣，九窍不利，肠胃之所生也"。均说明耳部和脾、胃、大小肠等消化器官有密切的病理生理关系。《素问·脏器法时论》中还有："肝病者，……虚则目无所见，耳无所闻，……气逆则头痛，耳聋不聪"的论述，指出耳和肝脏，也有密切的病理影响。此外，在《灵枢·海论》中还说："髓海不足，则脑转耳鸣"，髓海就是指的脑髓，可见古人对耳和脑髓的联系也早就有了认识。至于五脏中的肺脏和耳的关系的叙述首见于《难经·四十难》中有："肺主声，故令耳闻声"的记载，说明肺脏和耳也有一定的联系。"肺气虚则少气，……是以耳聋"，从病理现象上阐明了耳和肺脏的关系，清代《杂病源流犀烛》认为："肺主气，一身之气贯于耳"。这些论述奠定了耳与五脏六腑相联系的理论基础。

三、耳穴诊疗的历史沿革

运用耳廓来诊断疾病的文献记载，也早见于《黄帝内经》中。《灵枢·师传》篇中有"视耳好恶"以诊察肾脏的记载。《中藏经》中也记载了利用耳廓的望诊来判断疾病预后的经验。与此同时，古代医家围绕耳穴治疗疾病已采用刺激耳廓的一些部位来治疗疾病。至于用耳来治疗疾病的记载，相传在战国初期即已开始。晋代《肘后备急方》中引载有秦越人治尸厥，"以管吹其左耳，中极三度，复吹右耳三度"的方法，并载有张仲景"救卒死而目闭者，捣薤汁灌之耳"的经验。说明我国古代对利用耳部可以治疗疾病的认识也是比较早的。其后唐初《千金方》中也有比较多的运用耳部来治病的记载，如取"耳中孔上横梁""针灸之，治马黄黄疸，寒暑疫毒等病"；灸阳维治疗"耳风聋雷鸣"等。唐代中期《止疟方》中载有治疟疾"取蛇蜕塞两耳"。元代《卫生宝鉴》有灸"耳后青丝脉"治疗"小儿惊痫"之说。明代《针灸大成》还有"灸耳尖穴治眼生翳膜"的经验，并为刺灸耳部治疗疾病的历史文献记载。此外，在我国农村中也早已流传着许多利用耳部治疗疾病的经验。如针刺耳垂治疗红眼；针挑耳后静脉放血治疗目赤痛。推拿疗法中的运耳法，用双手提拉耳垂可以治疗头痛；手捏耳垂治疗小儿惊风等等，都有显著疗效。可见我国运用针灸耳部治病的历史是悠久的。随着历代医家对于耳穴治疗的深入研究，耳穴的刺激方法更加多样，也从单纯针刺，发展为埋针、电针、药物离子透入、水针、温针、挑针、放血、灸法、空气吹扳法以及耳穴按摩等十余种。其治疗范围也在不断扩大，治疗效果在不断提高，并且还创造了耳针麻醉，使这种传统的医疗方法又发展到一个崭新的阶段。到了近代，耳穴获得了突破性的进展。为适应国际间的耳穴学术交流日益增长的需要，世界卫生组织西太区办事处于1982年12月委托我国拟定《耳穴标准化方案》（草案）。1982~1987年，我国耳穴工作者，先后四次召开专题会议，确定"方案"的选穴原则，判定并反复修订"方案草案"的工作，使"方案"基本上反映了我国目前对耳穴的认识水平和看法。该"方案"于1987年6月在南朝鲜汉城举行的"国际穴名标准化工作会议"上基本通过，它将作为第一个耳穴标准化方案载入史册。"方案"的产生，标志着目前我国在耳穴研究领域中居世界领先地位。由于耳穴在一定程度上也反映了中医学的藏象学说和现代医学的解剖生理学的内容，近年来，利用耳穴反应点的压痛、充血、皮肤变色、丘疹、小水疱、脱屑、糜烂等变化，作为诊断疾病的依据，一直以来在逐步深入地研究着。

第二章　耳部解剖与结构

第一节　耳廓表面解剖名称

耳是位听器官。耳分为内耳、中耳、外耳3个部分，耳廓与外耳道共同组成外耳。耳廓在收集声音和辨别音源方面起着重要作用。耳廓附着在头的两个侧面，位于下颌窝和颞骨乳突之间，呈垂直方向生长，上端正好与眉梢和枕外粗隆的连线相切，表面凹凸不平，凹面向前向外（称为前面），凸面向后向内（称为背面），左右对称。

一、耳廓正面表面解剖名称

归纳起来为：4凸、4凹、4个一、3只脚、3切迹。（见图2-1）

（一）4凸：耳轮、对耳轮、耳屏、对耳屏。

1. 耳轮——耳廓外缘向前卷曲的部分。

2. 对耳轮——与耳轮相对的隆起处。

3. 耳屏——耳廓前面的瓣状突起，又称耳珠。

4. 对耳屏——耳垂上部与耳屏相对的隆起。

（二）4凹：耳舟、耳甲艇、耳甲腔、三角窝。

1. 耳舟——对耳轮与耳轮之间的凹沟。

2. 耳甲艇——由对耳屏和弧形的对耳轮体部及对耳轮下脚下缘围成凹窝，称为耳甲。耳轮脚以上的耳甲部，称为耳甲艇。

3. 耳甲腔——耳轮脚以下的耳甲部。

4. 三角窝——对耳轮上下脚之间构成的三角形凹窝。

（三）4个一：一个耳轮结节、一个耳垂、一个外耳道孔、一个耳轮尾。

1. 耳轮结节——耳轮外上方稍肥厚的结节状突起，又称达尔文结节。

2. 耳垂——耳廓最下部无软骨的皮垂。

3. 外耳道口——耳甲腔前，耳屏所遮盖的孔窍。

4. 耳轮尾——耳轮下缘与耳垂交界处。

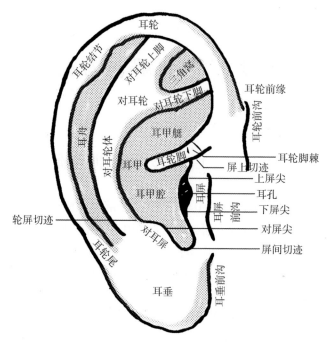

图2-1　耳廓正面表面解剖

（四）3切迹：屏上切迹、屏间切迹、轮屏切迹。

1. 屏上切迹——耳屏上缘与耳轮脚之间的凹陷。

2. 屏间切迹——耳屏与对耳屏之间的凹陷。

3. 轮屏切迹——对耳屏与对耳轮之间的凹陷。

（五）3只脚：耳轮脚、对耳轮上脚、对耳轮下脚。

1. 耳轮脚——耳轮深入到耳甲的横行突起。

2. 对耳轮上脚——对耳轮向上的分支。

3. 对耳轮下脚——对耳轮向下的分支。

二、耳廓背面表面解剖名称

耳廓背面的解剖有3面、4隆起、5沟。

（一）3面

1. 耳轮背面——耳轮外侧面。因耳轮是向前卷曲的，故此面多向前方。

2. 耳轮尾背面——耳舟隆起与耳垂背面之间的平坦部分。

3. 耳垂背面——耳垂背面的平坦部分。

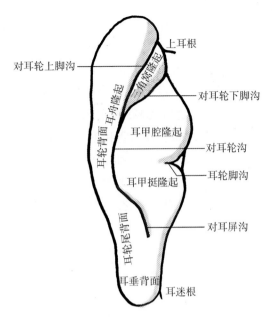

图2-2 耳廓背面表面解剖图

（二）4隆起

1.耳舟隆起——耳舟在耳背呈现的隆起部分。

2.三角窝隆起——三角窝在耳背呈现的隆起部分。

3.耳甲艇隆起——耳甲艇在耳背呈现的隆起部分。

4.耳甲腔隆起——耳甲腔在耳背呈现的隆起部分。

（三）5沟

1.对耳轮上脚沟——对耳轮上脚沟在耳背呈现的凹沟。

2.对耳轮下脚沟——对耳轮下脚沟在耳背呈现的凹沟。

3.对耳轮沟——对耳轮体在耳背呈现的凹沟。

4.耳轮脚沟——耳轮脚在耳背呈现的凹沟。

5.对耳屏沟——对耳屏在耳背呈现的凹沟。

第二节 耳廓的组织结构与分布

一、耳廓的组织结构

耳廓外覆皮肤，内以形态复杂的弹性软骨为支架，并附以韧带、脂肪、结缔组织及肌肉等组成。耳廓皮下分布着丰富的神经、血管与淋巴管。耳廓上3/4~4/5的组织是弹性软骨，下1/4~1/5部是含有脂肪与结缔组织的耳垂。耳廓有表皮与真皮。表皮由生发层、颗粒层、透明层及角质层组成。真皮较厚，是致密的结缔组织，其中分布有毛囊、皮脂腺、汗腺、血管、神经和淋巴管，还有一些散在的脂肪组织，毛囊和皮脂腺靠近外耳道口较多，而在耳甲艇、耳甲腔等部分则较少。

耳廓肌肉包括附着于软骨之间的耳内肌和附着于耳廓与骨之间的耳外肌两个部分。耳外肌包括耳上肌、耳前肌和耳后肌。耳内肌包括耳轮小肌、耳轮大肌、对耳屏肌、耳屏肌、耳廓横肌（背面）和耳廓斜肌（背面）。耳外肌尚有收缩作用，能使耳廓转动，但其余肌肉大都已退化，仅留下一些痕迹。

在贴近软骨的皮下组织中，循行有较粗的神经与血管分支，越近表皮，分支越细，最后的神经末梢及毛细血管延伸至毛囊、皮脂腺及表皮下的组织中。神经入耳后，贴近软骨循行，并于表层皮肤中形成深浅神经丛，以游离神经末梢及其他型末梢而终。耳甲艇、耳甲腔、三角窝处神经分布较密，神经较细。耳轮脚起始部及外耳道之神经较粗。在耳轮附近软骨边缘的皮下组织中，神经环绕着软骨边缘而分布，在耳廓皮肤中，分布着游离丛状感觉神经末梢、被囊感觉神经末梢及环层小体。在耳肌及肌腱中存在着单纯型和复杂型丛状感觉神经末梢、高尔基腱器、露菲尼样末梢及肌梭。

二、耳廓的神经分布

耳廓的神经十分丰富，其来源较多，包括三叉神经、面神经、舌咽神经、迷走神经、耳大神经、枕小神经及分布于血管壁上的交感神经。其分布如下（见图2-3）：

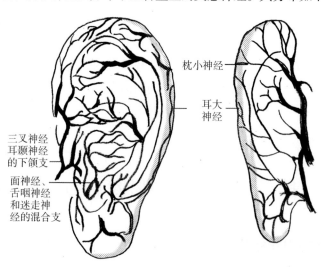

图2-3　耳廓神经分布图

耳廓上的神经支配非常丰富，既有与脊髓颈2、3、4节段相连的躯体神经，又有与脑干相连的脑神经，还有来自颈交感神经节，脊神经行走并沿血管分布的交感神经。

1. 脊神经

包括耳大神经、枕小神经，部分人有枕大神经。

（1）耳大神经是耳廓的主要神经。起于第二、第三颈神经，行于胸锁乳突肌后缘深部，达该肌后缘中点，继续至该肌的浅层，向耳垂方向上行，分出耳下支（前支）和耳上支（后支）。

耳下支粗大在耳垂根部分三支：

耳垂支：呈伞状分布耳垂皮下，偶有小支穿至耳垂外侧面与耳颞神经的耳屏支相吻合。

耳中支：较粗，分两支穿到耳垂外侧面，较小一支从屏间切迹后窝穿出分布于耳垂前面；较大一支从对耳屏外上方相当于枕区穿出至耳廓外侧面。穿出后分3~5支，其中一支越过对耳屏至对耳屏内侧面，一支穿出向下至耳轮边缘，沿耳轮边缘上升，另有一支沿对耳轮上升，并有分支到耳甲腔，最后分布在三角窝内，其他分支分布于耳舟部。

耳上支：至耳廓内侧面之耳缘分两支，一支穿过软骨边缘至耳廓外侧面，分布于耳舟区；另一支在内侧面沿耳缘上升。

耳上支自耳大神经分出后，斜向上行至耳后肌，分布于耳廓内侧面，常有小支穿过软骨边缘。至耳廓外侧面，并有交通支和枕小神经共同穿过软骨至耳廓外侧面。

（2）枕小神经主要起自第二颈神经，也可有第三颈神经加入，沿胸锁乳突肌后缘斜向上行至耳轮根部水平面以小于直角的转折直至耳廓内侧上部，中途分成两支，分布于内侧面后上部，有较小支穿过软骨至耳廓外侧面上部。其中以耳尖支较大，分布于三角窝、对耳轮上、下脚与耳舟上部。

2. 脑神经

（1）耳颞神经是三叉神经下颌神经的分支，循耳廓前缘上行，沿途发出若干细支，分布于外耳道前壁、耳屏、耳轮脚上部、耳轮升部及三角窝，有的耳颞神经可延伸到耳垂、耳甲艇、三角窝，与该处耳大神经、迷走神经耳支、枕小神经的分支交织成网。

（2）迷走神经耳支经颈静脉孔时，从迷走神经颈静脉节发出一分支与附近的舌咽神经支相会合，合成耳支，耳支穿行于颞骨乳突部的骨孔中在茎突孔与面神经纤维交织，面神经的耳后支亦有入耳前的穿支，支配耳廓的肌支。耳支的主干穿出耳背深部组织，分布于耳后肌和耳廓内侧面的中上部。有3~4小支于耳轮脚穿过软骨，从耳背穿至耳廓外侧面，分布于耳轮脚及附近耳甲腔。亦有分支到三角窝，有的人迷走神经耳支延伸到耳廓中段对耳轮与耳舟。

3. 交感神经

来自颈动脉丛，沿动脉血管分布。交感神经分布在动脉周围，粗细不等的纤维缠绕管壁，纤维的密度随动脉的管径变小而减少，静脉管壁上只有稀疏的纤维分布，在动、静脉管吻合支上纤维分布最多，在动脉、静脉之间纵横交错互相连接。

综上所述，耳廓之神经分布，在耳垂、耳舟及耳轮等区域主要由脊神经——耳大神经及枕小神经分布，耳甲区为脑神经——耳颞神经与迷走神经耳支、舌咽神经、面神经之混合支所分布，三角窝内神经分布更为丰富，几乎所有支配外耳之神经都有分支至三角窝内。（见表2-1耳廓神经的主要分支）

表2-1　耳廓神经的主要分支

神经及其主要分支		在耳廓上可能支配的区域	与中枢联系的部位	作用
耳大神经	前支（耳下支）	耳垂前面和背面、耳舟、耳轮、对耳轮、对耳屏、三角窝及耳甲腔、耳甲艇的外缘	脊髓颈2、3、4节段	感觉（包括温、痛、触、压觉）
	后支（耳上支）	耳背下2/3、耳轮、对耳轮和三角窝		
枕小神经	在背面分成三支并有1~2个穿支至耳廓前面	耳廓背面上1/3、耳轮后上缘及三角窝，对耳轮上、下脚和耳舟上部	脊髓颈2、3、4节段	躯体感觉
三叉神经的耳颞神经	外耳道支	外耳道前壁、鼓膜，耳轮脚及耳甲艇	三叉神经主核	躯体感觉
	耳屏支	耳屏前面、后面、少数还支配耳垂近耳根处	三叉神经脊束核	
	耳前支	耳轮脚、耳轮升部、三角窝	孤束核、迷走神经核	
迷走神经、舌咽神经和面神经的混合支	混合支的耳前支、面神经的耳后支	外耳门周围、耳轮脚起始部上下、耳甲艇、耳甲腔；耳背中部近耳根处皮肤、耳背之耳外肌、耳内肌	迷走神经：孤束核、疑核、三叉神经脊束核；舌咽神经：孤束核、疑核、延髓下泌涎核；面神经：孤束核、桥脑上泌涎核、面神经运动核	感觉（包括温、痛、触、压觉）少数人面神经还有运动耳肌的作用
交感神经		沿血管分布、在血管壁上缠绕着粗细不等的交感纤维；血管之间亦有纤维相互连接	脊髓胸1~5节段	血管运动等

三、耳廓的血管分布

（一）耳廓的动脉分布

耳廓的血液供应相当丰富，耳廓的动脉主要来自颈外动脉的分支——颞浅动脉和耳后动脉，两者各分上、中、下3支分别供应耳廓上、中、下3段的正面及背面肌肉和皮肤，这些小血管在耳廓深部沿软骨膜行走。（见图2-4）

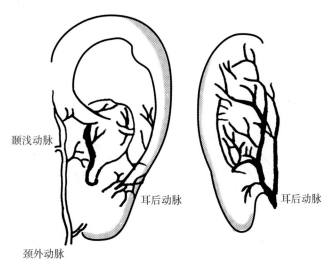

颞浅动脉

耳后动脉

耳后动脉

颈外动脉

图2-4　耳廓的动脉分布图

1. 颞浅动脉

颞浅动脉经外耳门前方时分出上、中、下3支供应耳廓正面。

上支：供应耳轮升部，有些人此支特别发达，发出一支代替耳后动脉三角窝穿支。

中支：供应耳轮脚、耳屏上部和外耳道上壁。

下支：供应耳垂、部分耳屏。

2. 耳后动脉

耳后动脉从下耳根至耳廓背面上行发出上、中、下3支。

上支：又分成3支，其中2支分布于耳廓的内侧面上部，另1支在耳甲艇部向上穿出三角窝，分布于耳廓外侧面的对耳轮上、下脚、对耳轮、耳轮、耳舟上部、三角窝和耳甲艇。

中支：其主干在耳背又分成3小支，主要分布于耳廓背部中段，另有1支从耳甲腔穿出至耳廓正面，又分2~3小支，分布于耳甲腔、耳甲艇，以及相邻的对耳轮与耳舟中部。

下支：分出两支，其中1支伴随耳大神经耳垂支穿至正面，分布于耳垂，另1

支又分出两支，1小支分布于耳垂背部，另一小支于额、枕区穿至正面，分布于耳廓正面的耳垂和耳轮、耳舟下部。

颞浅动脉、耳后动脉、枕动脉之间有较大的吻合支连接，前后互相穿通，而且动脉血管都是由耳根部和外耳道附近向耳轮周缘分支的，故正常人离耳根越近的耳穴皮肤温度也越高。

（二）耳廓的静脉分布

耳廓的静脉一般伴随着动脉行走，主要有颞浅静脉和耳后静脉（见图2-5），前者较粗，后者较细小。耳廓内侧及外侧静脉均起始于浅层，最后汇集成上、中、下3支较大的静脉汇入颞浅静脉，其中上、下2支主要分布在耳廓背面，中支主要分布于耳廓正面。耳后静脉只有两条伴随同名动脉较细的静脉，在耳廓中、下段，一般都汇入颈外静脉，一部分耳廓内侧面的小静脉汇入头皮静脉。

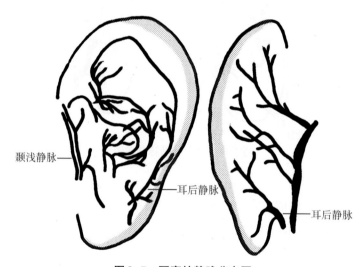

颞浅静脉
耳后静脉
耳后静脉

图2-5 耳廓的静脉分布图

四、耳廓的淋巴分布

耳廓的淋巴管分布丰富，多成网状。流注于耳廓周围的淋巴结，根据其流向分前组、后组、下组。

前组：耳廓外侧面之淋巴汇流入耳前及腮腺淋巴结。

后组：耳廓内侧面之淋巴汇流入耳后淋巴结。

下组：耳垂、外耳道下壁、下颌关节及腮腺上部表面皮肤的淋巴，汇流于耳下淋巴结、颈浅淋巴结与颈深淋巴结。

第三章 耳穴分布与定位

第一节 耳穴的分布规律

耳穴在耳廓表面的分布遵循一定的规律。整体上，耳穴在耳廓表面的分布串联起来，就像一个胎儿倒放在子宫里面，头部朝向下方，臀部朝向上方（见图3-1）。耳穴的分布规律为：对应上肢的穴位分布在耳舟。对应下肢的穴位分布在对耳轮上脚和下脚。对应躯干的穴位分布在对耳轮体部。对应胸腔的穴位分布在耳甲腔。对应腹腔的穴位分布在耳甲艇。对应消化道的穴位分布在耳轮脚周围。

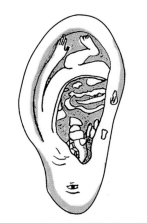

图3-1 "胚胎倒影"耳穴图

第二节 常用耳穴定位及功能主治

一、耳轮穴位

（一）耳轮脚部分2穴（见图3-2）

相当于人体膈肌。

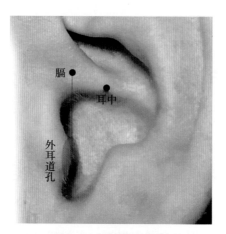

图3-2　耳轮脚穴位图

1. 耳中（零点、迷走神经刺激点、神经官能症点）

定位：与外耳道孔垂直向上方的耳轮脚中点的下缘处。

功能：止呃止呕，解痉降逆，理血祛风。

主治：荨麻疹，皮肤瘙痒症，小儿遗尿症，咯血，黄疸。

2. 膈

定位：耳轮脚起始部中点。

功能：止血、凉血、解痉止痛。

主治：膈肌痉挛，出血性疾患：如功能性子宫出血、月经过多，便血。皮肤病：如牛皮癣、湿疹、痤疮等。

（二）耳轮部分13穴，2区

1. 直肠

定位：在近屏上切迹的耳轮处，与大肠同水平（见图3-3）。

功能：对直肠功能有双向调节作用。

主治：便秘，腹泻，脱肛，痔疮，慢性结肠炎，老年性大便失禁，痢疾引起的里急后重等。

2. 尿道

定位：在直肠上方、与前列腺同水平的耳轮处（见图3-3）。

功能：消炎止痛，通利小便。

主治：尿频，尿急，尿痛，尿潴留。

3. 外生殖器

定位：在尿道上方，与交感同水平的耳轮处（见图3-3）。

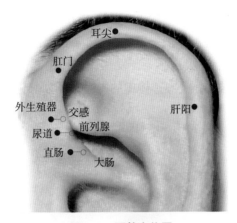

图3-3 耳轮穴位图
注：虚线图"◌"表示在里侧

功能：清泻肝胆湿热，凉血祛风止痒。

主治：睾丸炎，附睾炎，外阴瘙痒症；龟头炎，输精管结扎手术后阴器肿痛，不育等。

4. 肛门

定位：在与对耳轮上脚前缘相对的耳轮处（见图3-3）。

功能：消炎止痛。

主治：痔疮，肛裂。

5. 耳尖

定位：耳轮顶端，与对耳轮上脚后缘相对的耳轮处（见图3-3）。

功能：清热解毒，平肝熄风，凉血止痒，消肿止痛。

主治：发热，高血压，急性结膜炎，麦粒肿，急性咽炎，急性扁桃体炎，面神经炎，急性荨麻疹，痤疮，流行性腮腺炎，眼睑炎和失眠等。

6. 肝阳

定位：在耳轮结节处（见图3-3）。

功能：清热解毒，泻火潜阳。

主治：头晕，头痛，高血压，目赤肿痛，急慢性肝炎及胁胀痛。

7. 枕小神经点

定位：在耳轮上部，当耳轮结节上缘内侧约0.2cm处（见图3-4）。

功能：祛风潜阳。

主治：头痛，头晕，头部麻木等。

8. 轮1~轮6

定位：在耳轮上，自耳轮结节下缘至耳垂下缘中点划为五等份，共六个点，由上而下依次为轮1、轮2、轮3、轮4、轮5、轮6（见图3-4）。

功能：轮1~3能清热解毒，消炎退肿，轮4~6可养阴清热，扶正祛邪。

主治：扁桃体炎，上呼吸道感染，发热，各种热证、炎症，如咽炎、痤疮感染。急性病体壮热盛者多取轮1~3；体虚的慢性热证多取轮4~6。

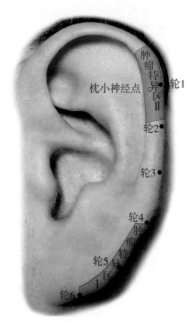

图3-4　耳轮穴位图

9. 肿瘤特异区 Ⅰ

定位：在耳轮下部，当胃与轮屏切迹连线延长至耳轮交点与轮6连线的上2/3处（见图3-4）。

功能：诊断恶性肿瘤的重要参考穴。

10. 肿瘤特异区 Ⅱ

定位：耳轮中部，当轮1与轮3连线的上2/3处（见图3-4）。

功能：诊断恶性肿瘤参考穴（消化道）。

二、耳舟穴位

将耳舟分为六等份，自上而下

1. 指（阑尾1）

定位：第一等份（见图3-5）。

功能：消炎止痛。

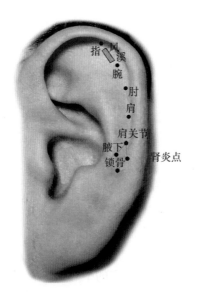

图3-5 耳舟穴位图

主治：甲沟炎，手指疼痛和麻木。

2. 风溪（过敏区，荨麻疹点，结节内）

定位：在指、腕两穴之间（见图3-5）。

功能：抗过敏，止痒，止咳平喘，活血祛风。

主治：荨麻疹，皮肤瘙痒症，过敏性鼻炎，湿疹，神经性皮炎，特异性皮炎，掌跖角化症，痤疮，哮喘，过敏性肠炎等。

3. 腕

定位：第二等份（见图3-5）。

功能：通络止痛。

主治：腕部疼痛。

4. 肘（睡眠诱导点）

定位：第三等份（见图3-5）。

功能：活血祛风，通络止痛。

主治：肱骨外上髁炎，肘部疼痛，上肢麻木、瘫痪、疼痛等症。

5. 肩

定位：第四、五等份（见图3-5）。

功能：活血祛风，通络止痛。

主治：肩关节周围炎，肩关节疼痛，上肢瘫痪、功能障碍等症。

6. 锁骨

定位：第六等份（见图3-5）。

功能：消炎止痛。

主治：肩关节周围炎。

7. 肾炎点

定位：在耳舟下部，肩关节、锁骨两穴外缘中点。（见图3-5）。

功能：诊断肾小球肾炎的参考穴。

主治：肾小球肾炎。

8. 肩关节

定位：在耳舟，肩穴与锁骨穴的中点处（见图3-5）。

功能：消炎止痛。

主治：肩周炎。

9. 腋下

定位：在耳舟，当肩关节与锁骨穴的中点内，靠近对耳轮一侧（见图3-5）。

功能：止痛止汗。

主治：腋窝部疼痛、多汗症。

三、对耳轮

（一）对耳轮上脚（见图3-6）

1. 趾

定位：在对耳轮上脚的后上方，近耳尖部。

功能：活血祛风，消肿止痛。

主治：甲沟炎，趾部疼痛，趾关节外伤、冻伤，脚癣，掌跖皮肤角化症，类风湿关节炎，肢端动脉痉挛症，红斑性肢痛症，脑血管意外后遗症，足趾活动不灵和功能障碍等症。

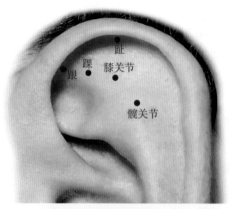

图3-6 对耳轮上脚穴位图

2. 跟

定位：耳轮上脚的前上方，近三角上窝部。

功能：活血祛风，强筋壮骨，消肿止痛。

主治：足跟痛，足跟扭伤、久行等引起的跟骨肿痛。

3. 踝

定位：跟、膝两穴之间。

功能：活血止痛。

主治：踝关节扭伤。

4. 膝关节

定位：在对耳轮上脚的中 1/3 处。

功能：祛风胜湿，通络止痛。

主治：膝关节肿痛。

5. 髋关节

定位：对耳轮上脚的下 1/3 处。

功能：通络止痛。

主治：髋关节疼痛，坐骨神经痛。

（二）对耳轮下脚（见图 3-7）

1. 臀

定位：对耳轮下脚的后 1/3 处。

功能：消炎止痛。

主治：坐骨神经痛，臀筋膜炎。

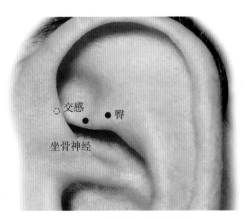

图 3-7　对耳轮下脚穴位图

注：虚线图 "〇" 表示在里侧

2. 坐骨神经

定位：对耳轮下脚前2/3处。

功能：通络活络，强筋壮骨，消肿止痛。

主治：坐骨神经痛。

3. 交感

定位：对耳轮下脚的末端与耳轮交界处。

功能：可调节交感神经和副交感神经系统的功能，缓解平滑肌痉挛和调节血管舒缩，对内脏器官有镇痛作用。

主治：植物神经功能紊乱，无脉症，脉管炎，胃溃疡，哮喘，肢端动脉痉挛、肠绞痛，胆绞痛，肾绞痛，心绞痛等。

（三）对耳轮体（见图3-8）

1. 颈椎

定位：在对耳轮体部，将轮屏切迹至对耳轮上下脚分叉处分为五等份．最下1/5为颈椎。

功能：活血祛风，强筋壮骨，通络止痛。

主治：落枕，颈椎综合征；类风湿关节炎、强直性脊柱炎、上肢萎证、痹证、瘫痪、甲状腺肿及甲状腺功能亢进症、肥胖症。

2. 胸椎

定位：在对耳轮上3/5~4/5处。

功能：通络止痛。

主治：胸部疼痛，经前乳房胀痛，乳腺炎，产后泌乳不足。

3. 腰骶椎

定位：在对耳轮上1/5~2/5处。

功能：壮腰健肾，通络活络，消肿止痛，

主治：腰骶部疼痛；下肢功能障碍。

4. 颈

定位：颈椎前侧耳甲腔缘。

功能：活血祛风，通络止痛。

主治：落枕，颈项肿痛。

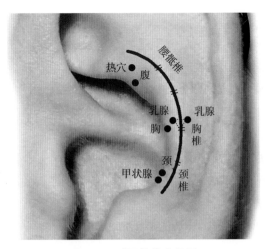

图3-8　对耳轮体穴位图

5. 胸

定位：胸椎前侧耳甲腔缘。

功能：消肿止痛。

主治：胸肋疼痛，胸闷，乳腺炎。

6. 腹

定位：腰骶椎前侧耳甲腔缘。

功能：通络活络，柔肌解痉，消肿止痛。

主治：腹痛，腹胀，腹泻，急性腰扭伤。

7. 乳腺

定位：在对耳轮中部，当胸椎穴斜上方，一侧二穴，与胸椎是等边三角形。

功能：通络消肿。

主治：乳腺炎，缺乳，少乳，乳腺导管增生。

8. 甲状腺

定位：在对耳轮下部外缘，当颈穴之下方。

功能：对甲状腺疾病有一定治疗作用。

主治：甲状腺肿大，甲状腺功能减退症等。

9. 热穴

定位：在尾椎与腹连线的中点。

功能：清热消炎，通经活络。

主治：血栓闭塞性脉管炎，静脉炎，雷诺病等。

四、三角窝穴位

1. 降压点（角窝上）

定位：在三角窝前上方（见图3-9）。

功能：降压。

主治：高血压。

2. 肝炎点（喘点，角窝中）

定位：三角窝中1/3处（见图3-9）。

功能：消炎止喘。

主治：哮喘，肝胆疾病，肝功能不正常。

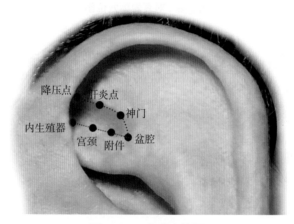

图3-9　三角窝穴位图

3. 神门

定位：在三角窝内，对耳轮上、下脚分叉处稍上方（见图3-9）。

功能：镇静安神，解痉止痛，消炎止痒，抗过敏，降血压。

主治：失眠，多梦，戒断综合征，神经衰弱，精神分裂症，各种炎症，痛症如头痛、牙痛、心绞痛、神经痛，过敏性疾病如荨麻疹，神经性皮炎等。

4. 盆腔（腰痛点）

定位：在三角窝内，对耳轮上，下脚分叉处稍下方（见图3-9）。

功能：通络活络，消炎止痛。

主治：盆腔炎。

5. 内生殖器（子宫，精宫，天癸）

定位：在三角窝前1/3处的下部（见图3-9）。

功能：补肾益精，调经止带，消炎止痛。

主治：痛经，月经不调，白带过多，功能性子宫出血，遗精，阳痿，早泄，盆腔炎，睾丸炎，输精管炎，前列腺炎，性功能减退，男女不育症等。

6. 宫颈

定位：内生殖器与盆腔穴连线的中、前1/3交界处（见图3-9）。

功能：消炎止痛。

主治：宫颈炎，宫颈糜烂，带下症。

7. 附件

定位：内生殖器与盆腔连线的中、后1/3交界处（见图3-9）。

功能：调经止带，消炎止痛。

主治：附件炎，带下症，痛经，慢性前列腺炎。

8. 便秘点

定位：在三角窝内近下缘处，当对耳轮下脚中段上缘坐骨神经穴上方（见图3-10）。

功能：降气通便。

主治：便秘。

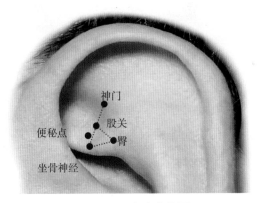

图3-10　三角窝穴位图

9. 股关（股关节）

定位：对耳轮下脚上缘，在神门穴至坐骨神经穴连线的中间处，与坐骨神经、臀穴构成等边三角形（见图3-10）。

功能：通络活络，消肿止痛。

主治：下腹部疼痛，腹股沟淋巴结炎，精索静脉炎，精索静脉曲张等。

五、耳屏穴位

1. 外耳

定位：屏上切迹前方近耳轮部（见图3-11）。

功能；消炎止痛。

主治；外耳道炎，中耳炎，耳鸣。

2. 外鼻

定位：耳屏外侧面正中稍前（见图3-11）。

功能：消肿止痛。

主治：鼻前庭炎，鼻炎。

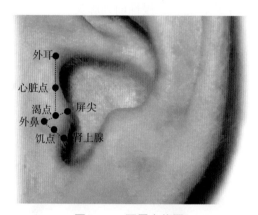

图3-11　耳屏穴位图

3. 屏尖

定位：耳屏上部隆起的尖端（见图3-11）。

功能：退热止痛。

主治：发热，牙痛。

4. 肾上腺

定位：在耳屏下部隆起的尖端（见图3-11）。

功能：能调节肾上腺内分泌功能。

主治：低血压，风湿性关节炎，腮腺炎，间日疟，链霉素中毒性眩晕，高热，低热症，哮喘，咳嗽，过敏性皮炎，脉管炎，中毒性休克，过敏性休克及输液反应等。

5. 渴点

定位：在外鼻与屏尖连线中点（见3-11）。

功能：布散津液。

主治：糖尿病，尿崩症，神经性多饮，消渴。

6. 饥点

定位：在外鼻与肾上腺穴连线的中点处（见图3-11）。

功能：调脾和胃。

主治：肥胖症，甲状腺功能亢进症，泄泻。

7. 心脏点（降率穴）

定位：在屏尖上凹陷处，当渴点与外耳穴连线中点（见图3-11）。

功能：调节心脏节律。

主治：阵发性心动过速，房颤，室早，房早，心律不齐。

8. 咽喉

定位：耳屏内侧面上1/2处（见图3-12）。

功能：清热解毒，消炎消肿。

主治：声音嘶哑，咽喉炎，扁桃体炎。

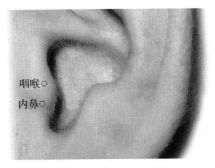

图3-12 耳屏穴位图

注：虚线图"⟨⟩"表示在里侧

9. 内鼻

定位：耳屏内侧面下1/2处（见图3-12）。

功能：疏风解表，消炎止血。

主治：鼻炎，副鼻窦炎，鼻衄，感冒，鼻塞等症。

六、对耳屏穴位

（一）对耳屏外侧部分10位

1. 腮腺（对屏尖）

定位：对耳屏的尖端（见图3-13）。

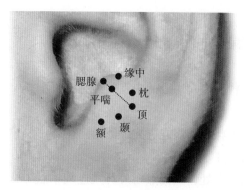

图3-13 对耳屏穴位图

功能：能调节呼吸中枢，有抗过敏、止咳平喘、消炎止痛的作用。

主治：哮喘，腮腺炎，皮肤瘙痒症，睾丸炎，副睾丸炎。

2. 平喘

定位：腮腺穴向外下0.2厘米处（见图3-13）。

功能：解痉止咳，降气平喘。

主治：哮喘，咳嗽。

3. 缘中

定位：对屏间与耳轮切迹之间（见图3-13）。

功能：能调节脑干、脑垂体的功能，具有镇痉熄风、益脑健神之效。

主治：遗尿，内耳眩晕症，脑炎后遗症，脑震荡后遗症，大脑发育不全，侏儒症，肢端肥大症，尿崩症，月经过多，子宫功能性出血，休克等。

4. 枕

定位：对耳屏外侧面后上方（见图3-13）。

功能：清热息风，镇静安神，养肝明目。

主治：头晕，头痛，哮喘，癫痫，神经衰弱。

5. 颞

定位：在对耳屏外侧面的中部。（见图3-13）。

功能：疏肝泄胆，通络止痛。

主治：偏头痛，嗜睡症。

6. 额

定位：在对耳屏外侧面的前下方。（见图3-13）

功能：镇静安神，活络止痛。

主治：头晕，头痛，失眠，多梦。

7. 顶

定位：枕穴垂直向下0.15厘米处（见图3-13）。

功能：平肝镇静，通络止痛。

主治：头顶痛，神经衰弱。

8. 脑干

定位：在屏轮切迹正中凹陷处（见图3-14）。

功能：镇静熄风，益脑安神，镇惊止咳、退热。

主治：头痛，弱智，过敏性鼻炎，癫痫，精神分裂症，神经官能症，支气管炎，低热等。

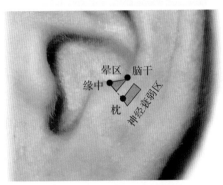

图3-14　对耳屏穴位图

9. 晕区

定位：对耳屏外侧面外上方，在缘中与枕两穴之间取一点，此点与缘中、脑干之间即晕点，缘中、脑干、晕点构成的近似的直角三角形即晕区（见图3-14）。

功能：镇静熄风。

主治：眩晕。

10. 神经衰弱区

定位：颈椎与枕顶两穴之间（见图3-14）。

功能：镇静安神。

主治：神经衰弱，入睡慢。治疗神经衰弱时常用耳廓前和耳廓背部相对应的神经衰弱区，以加强刺激。耳背部神经衰弱区曾有利眠穴之称。

（二）对耳屏内侧部分7穴

1. 睾丸

定位：在对耳屏尖到内侧底部为中线的外侧，靠近肺区（见图3-15）。

功能：调节性功能。

主治：附睾炎，睾丸炎，前列腺炎，性功能低下（如月经稀少、阳痿、不育症）。

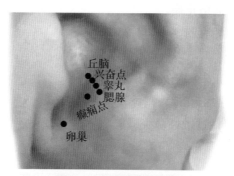

图3-15　对耳屏穴位图

2. 兴奋点

定位：在对耳屏尖到内侧底部为中线的下端靠近肺区（见图3-15）。

功能：兴奋大脑皮层。

主治：嗜眠症，肥胖症，夜尿症，性功能低下（如阳痿、席汉综合征、闭经）等。

3. 卵巢

定位：在对耳屏尖到内侧底部为中线的里侧，靠近内分泌区（见图3-15）。

功能：调节性功能。

主治：月经不调，性功能低下。

4. 癫痫点

定位：在对耳屏内侧面下1/2处（见图3-15）。

功能：调节大脑皮层功能。

主治：可用于诊断和治疗癫痫。

5. 丘脑

定位：对耳屏内侧，腮腺、卵巢、脑干形成的菱形内与腮腺相对的另一角（见图3-15）。

功能：调节植物神经，可调节体温、摄食、水盐代谢内环境的平衡，内分泌及情绪反应等。

主治：单纯性肥胖，嗜睡症，水肿，内分泌功能紊乱等。

6. 皮质下

定位：在对耳屏内侧面，丘脑、卵巢、脑干形成的等边三角形区域内（见图3-16）。

功能：调节大脑皮层兴奋与抑制的功能，并有益脑安神、消炎止痛、止呃、苏厥救脱之功。

主治：痛症，间日疟，神经衰弱，假性近视，顽固性炎症，内脏下垂，全身虚损等。

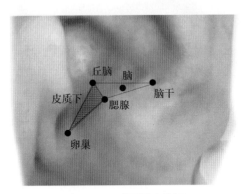

图3-16 对耳屏穴位图

7. 脑

定位：对耳屏内侧面，腮腺、脑干、丘脑形成的近似的等边三角形的中心（见图3-16）。

功能：调节大脑、小脑功能。

主治：脑性疾患，脑动脉供血不足，小脑共济失调，癫痫，多动症，低智儿。

七、耳甲穴位

（一）耳甲腔部分6穴

1. 心

定位：耳甲腔中央（见图3-17）。

功能：调节心血管和中枢神经系统功能，并有宁心安神、调和营血、清泄心火之功。

主治：心动过速，心律不齐，心绞痛，无脉症，神经衰弱，癔病，口舌生疮，高血压，血管性头痛，慢性咽炎，功能性失语及声嘶症。

2. 肺

定位：耳甲腔中央周围（见图3-17）。

功能：行气活血，止咳平喘，祛风止痒，利水通便。

主治：咳喘，胸闷，声音嘶哑，痤疮，皮肤瘙痒症，荨麻疹，扁平疣，便秘，戒断综合征，感冒，鼻炎，咽喉炎，自汗，盗汗，胃、十二指肠溃疡，肠炎，泄泻等。

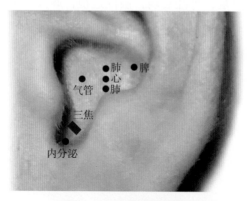

图3-17　耳甲腔穴位图

3. 气管

定位：耳甲腔内，外耳道口与心穴之间（见图3-17）。

功能：止咳平喘，排痰解痉。

主治：咳喘。

4. 脾

定位：耳甲腔的后上方（见图3-17）。

功能：运化水谷，健脾补气，统血生肌。

主治：腹胀，腹泻，便秘，食欲不振，功能性子宫出血，白带过多，内耳性眩晕症，各种原因引起肌肉萎缩症，营养不良性水肿，中气下陷引起的脱肛，子宫脱垂，内脏下垂等。

5. 内分泌

定位：耳甲腔底部屏间切迹内（见图3-17）。

功能：有调节内分泌系统各器官的功能，并有抗过敏，抗风湿，活血通络，促进机体排泄、吸收和代谢的作用。

主治：痛经，月经不调，更年期综合征，痤疮，间日疟，内分泌失调引起的各种病症如甲状腺功能亢进症，肥胖症，前列腺炎，遗精，不育症等。

6. 三焦

定位：耳甲腔底部内分泌穴上方（见图3-17）。

功能：调节五脏六腑和通利水道。

主治：便秘，腹胀，上肢外侧疼痛。

（二）耳轮角周围部分8穴

1. 口

定位：耳轮脚下方前1/3处（见图3-18）。

功能：疏风通络，调和口味。

主治；面瘫，口腔炎，胆囊炎，胆石症，戒断综合征。

2. 食道

定位：耳轮脚下方中1/3处（见图3-18）。

功能；消炎解痉。

主治；食道痉挛，食道炎，癔球病。

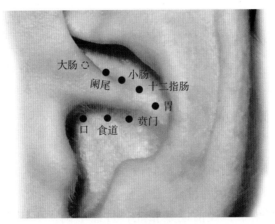

图3-18 耳轮角周围部分穴位图

注：虚线图 "⟡" 表示在里侧

3. 贲门

定位；耳轮脚下方后1/3处（见图3-18）。

功能：解痉止吐。

主治：贲门痉挛，神经性呕吐。

4. 胃

定位：耳轮脚消失处（见图3-18）。

功能：和胃降逆，解痉止痛。

主治：胃痉挛，胃炎，胃溃疡，失眠，牙痛，消化不良，前额痛，牙痛。

5. 十二指肠

定位：耳轮脚上方后部（见图3-18）。

功能：解痉止痛。

主治：十二指肠溃疡，胆囊炎，胆石症，幽门痉挛。

6. 小肠

定位：耳轮脚上方中部（见图3-18）。

功能：分清别浊，调整心律。

主治：消化不良，腹痛，心动过速，心律不齐。

7. 阑尾

定位：大肠、小肠两穴之间（见图3-18）。

功能：消炎止痛。

主治：单纯性阑尾炎，腹泻。

8. 大肠

定位：耳轮脚上方前部（见图3-18）。

功能：传导糟粕，清热祛风，止咳通便。

主治：腹泻，便秘，咳嗽，痤疮，肠痢疾，阑尾炎，大便失禁，皮肤瘙痒症。

（三）耳甲艇部分9穴

1. 肝

定位：在耳甲艇的后下部（见图3-19）。

功能：疏肝健脾，祛风明目。

主治：胁痛，眩晕，经前期紧张症，月经不调，更年期综合征，高血压，假性近视，单纯性青光眼，胆石症，急慢性肝炎，胆囊炎，中风偏瘫，急性结膜炎。

2. 胰胆（左耳胰、右耳胆）

定位：肝、肾两穴之间（见图3-19）。

功能：疏肝泄胆，解痉消炎，通经止痛。

主治：胆囊炎，胆石症，胆道蛔虫症，偏头痛，带状疱疹，中耳炎，耳鸣，听力减退，急性胰腺炎。

3. 胰腺点（胆道）

定位：在耳甲艇内角，当胰胆穴与十二指肠穴之中间（见图3-19）。

主治：胰腺炎，糖尿病，胆管结石病。

4. 肾

定位：对耳轮上、下脚分叉处下方（见图3-19）。

功能：补肾益精，通利水道，明目聪耳，扶正抗衰。

主治：腰痛，耳鸣，神经衰弱，肾盂肾炎，哮喘，遗尿症，月经不调，遗精，早泄，脱发，大脑发育不全，神经衰弱，头痛、前列腺肥大等。

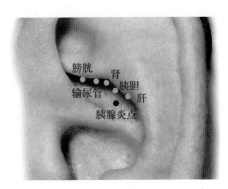

图3-19　耳甲艇穴位图

5. 输尿管

定位：肾与膀胱两穴之间（见图3-19）。

功能：排石止痛。

主治：输尿管结石绞痛。

6. 膀胱

定位：肾与艇角穴之间（见图3-19）。

功能：清热利水，通络止痛。

主治：膀胱炎，遗尿症，尿潴留，腰痛，坐骨神经痛，后头痛。

7. 前列腺（艇角）

定位：耳甲艇上角处（见图3-20）。

功能：补肾益精，清热通淋。

主治：前列腺炎，尿道炎。

8. 艇中

定位：耳甲艇中央（见图3-20）。

功能：消炎止痛。

主治：腹痛，腹胀，胆道蛔虫病，腮腺炎。

9. 腹胀区

定位：包括肾、输尿管、膀胱、十二指肠、小肠、阑尾、大肠区处（见图3-20）。

功能：理气消胀。

主治：腹胀。

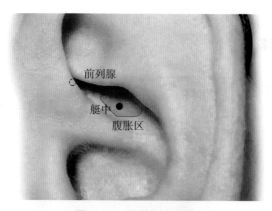

图 3-20　耳甲艇穴位图
注：虚线图 "〇" 表示在里侧

八、耳垂穴位

耳垂前面，从屏间切迹软骨下缘至耳垂下缘划三条等距水平线，再在二水平线上引两条垂直等分线，由前向后，由上向下地把耳垂分成九个区。

1. 牙

定位：1区（见图 3-21）。

功能：消炎止痛。

主治：牙痛，牙周炎，低血压。

2. 舌

定位：2区（见图 3-21）。

功能：消炎止痛。

主治：舌炎，口腔炎。

3. 上颌

定位：3区中心（见图 3-21）。

功能：消炎止痛。

主治：上牙痛，颞颌关节功能紊乱。

4. 下颌

定位：在3区上线的中点（见图 3-21）。

功能：消炎止痛。

主治：下牙痛。

5. 垂前

定位：4区（见图 3-21）。

功能：镇静止痛。

主治：神经衰弱，牙痛。

6. 眼

定位：5区（见图3-21）。

功能：消炎止痛，养肝明目。

主治：急性结膜炎，电光性眼炎，麦粒肿，假性近视。

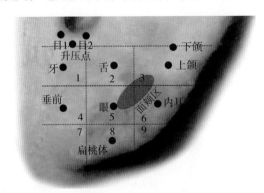

图3-21　耳垂穴位图

7. 内耳

定位：6区内（见图3-21）。

功能：祛风清热，通窍聪耳。

主治：内耳眩晕症，耳鸣，听力减退。

8. 面颊

定位：5、6区交界线周围为面颊（见图3-21）。

功能：消炎消肿，祛风止痛。

主治：周围性面瘫，三叉神经痛，痤疮，扁平疣。

9. 扁桃体

定位：8区内（见图3-21）。

功能：清热解毒，消炎消肿。

主治：扁桃体炎，咽炎。

10. 目1

定位：耳垂前面，屏间切迹前下方（见图3-21）。

功能：养肝明目。

主治：假性近视。

11. 目2

定位：耳垂前面，屏间切迹后下方（见图3-21）。

功能：养肝明目。

主治：假性近视。

12. 升压点

定位：在耳垂前面，屏间切迹下方（见图3-21）。

主治：低血压。

此外，病理状态下才出现的冠心沟、耳鸣沟、缺齿沟也在这个区域（见图3-22）。

冠心沟：自升压点至扁桃体。患心脏病的人常有此沟。

耳鸣沟：自屏间切迹外侧目2穴至内耳。耳鸣的人常有此沟。

缺齿沟：自轮屏切迹或缘中穴至下颌或上颌穴均为缺齿沟。拔牙后的人常有此沟。

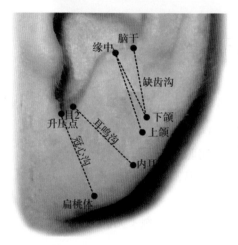

图3-22　耳垂病理状态沟

九、耳背部穴位

1. 上耳根

定位：耳根最上缘（见图3-23）。

主治：鼻衄。

2. 耳迷根

定位：耳背与乳突交界的根部，耳轮角对应处（见图3-23）。

主治：胆囊炎，胆石症，胆道蛔虫症，鼻塞，心动过速，腹痛，腹泻，耳鸣。

3. 下耳根

定位：耳根最下缘（见图3-23）。

主治：低血压。

4. 降压沟（耳背沟）

定位；对耳轮上、下脚及对耳轮主干在耳背而呈"Y"字形凹沟部（见图3-23）。

主治：高血压，皮肤瘙痒症。

5. 耳背心

定位：耳背的上部（见图3-23）。

主治：心悸，失眠，多梦。

6. 耳背脾

定位：耳轮脚消失处的耳背部（见图3-23）。

主治：胃痛，消化不良，食欲不振。

7. 耳背肝

定位：耳背脾的耳轮侧（见图3-23）。

主治：胆囊炎，胆石症，胁痛。

8. 耳背肺

定位：耳背脾的耳根侧（见图3-23）。

主治：咳喘，皮肤瘙痒症。

9. 耳背肾

定位：耳背的下部（见图3-23）。

主治：头晕、头痛、神经衰弱。

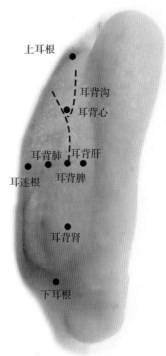

图3-23　耳背穴位图

诊断篇

第四章 耳穴诊断方法

第一节 望 诊

一、望诊的方法

1. 望诊时用拇指和食指牵拉耳廓，对着光线，由上而下，由外到内顺着各解剖部位分别进行仔细观察。

2. 发现阳性反应时，用无名指从耳背顶起，使阳性反应处先绷紧，再慢慢放松，然后再慢慢绷紧，再放松，从而仔细观察和鉴别阳性反应的大小、形状、色泽等特点。

3. 当发现有阳性反应时，必须与对侧耳廓进行对比观察，以鉴别阳性反应的真伪和性质。

4. 发现隆起和结节等反应时，用手指或探棒试探结节的大小、硬度、可否移动、有无压痛、边缘是否整齐等。

5. 视诊三角窝、耳甲艇、耳甲腔等部位时，用探棒或火柴棒等扩开耳轮脚，对耳轮下脚，以充分暴露视诊部位。

二、望诊的注意事项

1. 望诊首先要注意个体的差异，还要区别耳廓在男女老幼以及不同时令的反映。

2. 望诊前不要擦洗耳廓，以免皮肤变色，或把阳性反应擦掉，影响视诊的准确性，如耳廓凹陷部位不净时，可用棉球轻轻地顺着一个方向擦净；不要责怪病人，以免面红耳赤，影响诊察。

3. 在健康人的耳廓上，也常出现不同的反应，如色素沉着、白色结节、小脓疱、冻伤的疤痕等。鉴别这些假象的方法："一看二压。"看，就是仔细观察，并与对侧耳廓对比，看是不是假阳性。压，就是用压痛棒按压，如假阳性压之不痛。

4. 以充沛的自然光线，进行望诊为最适宜。晚上用手电筒亦可，还可作透光视诊，即将手电筒对着耳廓的背面透照视诊。

5. 注意鉴别耳廓血管的正常分布和异常的血管充盈及走向。如冠心病、高血压等疾病，耳穴心区的血管呈现各种异常表现与正常耳穴是显然不同的。

6. 注意运用五行学说和藏象学说来理解和解释阳性反应。如肝有病，除在耳穴肝区有反应外，根据五行学说和藏象学说的理论，则可能涉及脾，因此耳穴脾区亦可能出现阳性反应。肝气横逆，还会造成胃气不和，因此，耳穴胃区亦可能出现阳性反应。脾、胃的反应，又常是肝病所致，那就不能单纯诊断为胃或脾方面的疾患了。

第二节　触　诊

触诊是指医师利用探棒（钝头的木质、金属、塑料或玻璃的小棒）或拇指触压患者的耳廓，或用点压法，或用划动法，接着从上向下、从内向外、从前向后的顺序触压患者的耳廓。前者谓耳穴压痛法，后者谓耳穴扪诊法。在触诊时术者应细心体察，患者配合，随时反映感觉变化，方能全面准确。根据有无隆起（如结节、条索状、沙粒样、软骨变硬等）和凹陷等阳性反应，有无色泽的改变，有无压痕及压痕的深浅和恢复平坦的时间长短，有无压痛及轻重程度等情况判定疾病的有无或病症的属性等。如在患消化系统疾病时，可在其相应区域内用触探压摸等法检出点状、片状或不规则的凹陷反应。在患冠心病或高脂血症时，可在其相应的耳穴区域内检出线状的凹陷等反应。在患胃炎、便秘、月经不调等实证、轻证时可在其相应的耳穴区域出现红色、压痕恢复平坦的时间较快等反应现象。在患各种疼痛症及肿瘤时，通常可在其相应的耳穴区域内出现点片状、条索状或圆形结节样隆起反应物。在患水肿、贫血、糖尿病、内分泌功能紊乱等虚证、重症时，可在其相应的耳穴区域内出现白色，压痕恢复平坦的时间较慢等反应现象。在患胆囊炎、胆石症、胃病时，可在其相应的耳穴区域内出现压痛敏感。压痛点的形成和消失与疾病的发生、发展、转归有一定的关系，病变时，压痛点反应明显，病变痊愈时，压痛点消失。

第三节　耳穴电测法

一、耳廓的电测性

人体是一个复杂的电解质导体。人体不同部位的导电性能差别很大，一般情况下穴位较其周围组织电阻小，脂肪、骨骼、神经等组织较一些血液供应丰富的肌肉组织以及肝、脾、肾等脏器的电阻大，干燥皮肤很难通过低电压下的微小电流。不同人体或同一人体的不同部位，即使在同一组织中各细胞间隙、细胞膜、细胞质、电解质（如盐类）、非电解质（如糖类）以及两性电解质（如蛋白类）在不同的生理、病理情况下其呈现的电阻值是不同的。

耳廓的表皮电阻和人体其他部位电阻相比较是较高的。①人体各种组织液内含有水、蛋白质、盐等这些电解质液体，人体的电特性就如同一个漏电很大的电解电容器。②除角质层表皮部位外，③耳廓电阻大多在 $100k\Omega$ 以上、$5M\Omega$ 以下的电阻值之间。

二、耳穴探测器的原理

人体某一脏器和部位患病，在其耳廓上会有相应的电阻降低的代表点（敏感点）或代表区域（敏感区）。将耳廓的表皮电阻和敏感点电阻相比较，前者为后者的10倍左右，因此人们利用这种差异，制作的各种区别正常部位和低电阻点的仪器，称为耳穴探测仪，用以找出低电阻点，作为治疗和诊断时的参考。

第四节　耳穴综合诊断方法

将探测到的敏感点进行归纳分析，是耳穴诊断和鉴别诊断的重要环节。一种疾病可能有几个敏感点，有些为某种病所特有，有些也可为某些病所共有，它们的关系是比较复杂的，需进行正确的分析，以减少误差。

一、根据藏象学说分析

藏象学说是祖国医学研究人体生理功能、病理变化及其相互关系的理论。在耳穴探测中，可以应用藏象学说解释敏感点现象，归纳分析敏感点并进行诊断。

如骨折患者，耳穴中除相应部位呈现敏感点外，根据祖国医学"肾主骨"的道理，耳廓肾区常会呈现敏感点。如果肺有器质性病变时，耳穴中除肺区有明显敏感点外，根据肺和大肠互为表里的道理，在大肠区常会呈现敏感点。

二、根据现代医学理论进行分析

通过大量的防治、诊断、针刺麻醉等实践，近些年来，耳廓穴位比原来增加了很多，这些穴位大多是根据现代医学方法进行研究和命名的，因此也需要用现代医学的理论进行分析。如探测十二指肠溃疡病患者的耳廓，即出现耳穴十二指肠有敏感点。由于迷走神经亢进会促使十二指肠溃疡病人胃酸分泌增多，因此，十二指肠的发病常同作为副交感神经的迷走神经有很大关系，溃疡引起疼痛，耳廓交感穴常会产生敏感点，十二指肠溃疡患者疼痛多向背侧放射，因此肩、背、胸腰椎区可有敏感点。再者，根据"溃疡病是皮层下中枢机能发生紊乱而引起的"这种学说来推断，十二指肠溃疡患者常在神门、皮质下等穴位出现敏感点。

三、根据各种疾病的诊断参考穴位进行分析

选择两组病例，一组是确诊某种疾病的，一组是排除上述疾病的患者。而后进行仔细的耳穴探测，详细记录敏感点的位置，最后在患病组中择其敏感点出现次数较多的穴位（一般应超过50%）与对照组（排除患此病）比较，经统计学处理，看两者是否有显著差异。若有显著差异，可认为这几个穴位出现敏感点与某种疾病有一定关系。在综合分析时，称这一组穴位为某种疾病的诊断参考穴位。

第五章 常见病的耳穴诊断

一、肺区

肺在耳廓的代表区位于心区周围的耳甲腔部。以心区为界,可将肺区分为上、下两部分,"上肺"代表对侧肺,"下肺"代表同侧肺。肺区近外耳道口一侧为肺上部(肺尖)的代表区,近对耳轮一侧为肺下部(肺底)的代表区。例如,右下肺炎多反应在右耳的"下肺"或左耳的"上肺"的近对耳轮部,反之亦然。

1.肺炎

望诊:呈点状、片状或丘疹红晕,或点状白色边缘红晕。且以上阳性反应物皆具有界限清楚,有光泽的特点。

触诊:有明显压痛,有水肿样增厚感。

电测:呈强阳性反应。高热患者的轮1~轮6穴多出现阳性反应。

2.肺结核

(1)活动期

望诊:呈点状或丘疹出血,有光泽,有少数穴点用棉签擦拭后可出血(下为同侧,上为对侧)。

触诊:肺区凹凸不平(下为同侧,上为对侧)。

电测:结核点、下肺区均呈强阳性反应(++)。

(2)硬结期

望诊:呈点片状暗红色,基部有光泽。

触诊:压痛明显。

电测:结核点、下肺区均呈阳性反应(+)。

(3)钙化期

望诊:呈针尖样凹陷一至数个,边缘清楚。

触诊:可触及条索或结节。

电测:结核点、下肺区均呈阳性反应(+)。

3.矽肺

望诊:呈暗灰色点片状,或暗灰凹陷,有少数白色点片状或丘疹。

电测:肺区呈强阳性反应(++)。

4. 慢性阻塞性肺病

望诊：肺区白色肿胀，有光泽。

触诊：肺区片状肿胀，有压痕反应，并可见水纹波动感，触痛不明显。

电测：肺区呈阳性反应（+）。

5. 肺源性心脏病

望诊：肺区呈点状白色或肺区网状血管怒张。

触诊：肺区色白肿胀，白色压痕反应可见水波纹。肺区压痛Ⅱ°~Ⅲ°。

电测：肺区呈强阳性反应（++）。

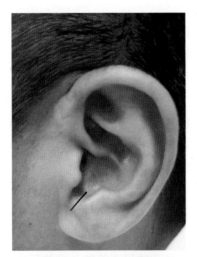

图5-1　肺区白色肿胀

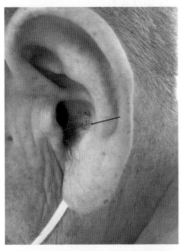

图5-2　肺区暗灰色片状增厚

6. 肺癌

望诊：肺区有暗灰色结节状隆起，边界不清或呈片状增厚、质硬或周围可见红润。

触诊：结节质硬，触痛敏感 Ⅱ°~ Ⅲ°。

电测：肺区呈强阳性反应（++）。

二、气管、支气管区

气管在耳廓的代表区位于外耳道口与心区之间，而支气管的代表区位于气管区与肺区之间。

1. 慢性气管炎

望诊：气管区呈片状白色隆起或白色丘疹样环状改变。

触诊：气管隆起处质硬，无明显压痛。

电测：气管穴呈阳性反应（+）。

2. 慢性支气管炎

望诊：支气管区呈白色片状隆起或见数目不等的丘疹，皮肤粗糙无光泽。

触诊：支气管区可触及片状隆起或数目不等的条索状反应物，质硬。

电测：支气管呈阳性反应（+）。

3. 支气管扩张

望诊：支气管、肺区可见片状暗红色反应，无光泽。在肺区可见红色或暗红色毛细血管充盈、横贯肺区。

触诊：支气管、肺区可触及数目不等的条索状反应物，质硬。

电测：支气管区呈阳性反应（+）。

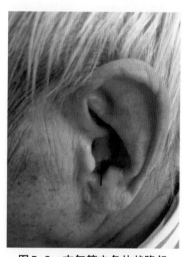

图5-3 支气管穴条片状隆起

表5-1 慢性气管炎、支气管炎、支气管哮喘、支气管扩张的鉴别诊断

诊断方式\疾病	慢性气管炎	慢性支气管炎	支气管哮喘	支气管扩张
望诊	气管穴片状白色隆起或白色丘疹样环状改变，无光泽	支气管穴白色片状隆起数目不等的丘疹，皮肤粗糙，无光泽	—	支气管、肺区条状暗红色反应，肺区可见毛细血管充血横贯肺区
触诊	气管穴条索状反应物，质硬	支气管穴条索状反应物，质硬	—	支气管肺区数目不等条索反应物，质硬
电测	气管穴（+）	支气管穴（+）	过敏区、平喘穴、支气管穴、肺穴（+）	支气管穴、肺穴（+）

三、心区

心脏在耳廓的代表区位于耳甲腔中央凹陷处，直径约0.25cm。该区形态与心脏器官形态相似，即心底朝向外耳道口，心尖向对耳轮，在左耳心尖偏下，在右耳心尖偏上。左耳前上为右心房，前下为左心房，后上为右心室，后下为左心室，右耳左上为左心房，前下为右心房，后上为左心室，后下为右心室。

1. 冠心病

望诊：呈圆形，边缘红晕，中心白色有光泽，形状似"O"小圆形。或呈半圆形红色，或暗红色，形状似"C"半圆形。或呈条段状红晕或暗红色，形状似斜线，或在条段状或弧形之一端又加点状红晕，形状似蝌蚪状。或呈点状红色或暗红色，边缘呈放射状似蜘蛛。

触诊：①以左耳心区触诊为主，心区呈凹陷性水肿。②触压心区时，心区周围呈波动性水肿，并可见水纹波动感，波动范围以绿豆粒大小至黄豆粒大小。③心区上下1/2水平处触及条索或条片状隆起。④心区呈刺痛感Ⅱ°~Ⅲ°。⑤心区皮肤质薄，触之易破。

电测：心区呈阳性反应或强阳性反应（+~++）。

2. 心肌梗死

（1）急性期

望诊：一般呈点片状红色，或边缘红晕、中心淡红有光泽。

（2）愈合期

望诊：呈点片状暗灰色，或其边缘暗红或灰，中心稍凹或高于皮肤。

3. 风湿性心脏病

望诊：心区大片不规则凹凸不平，色暗，也可见红晕，毛细血管充盈，边缘

清楚，心区反应范围相应增大至耳轮脚下缘、脾区。

触诊：心区大片不规则凹凸不平，刺痛Ⅱ°。

电测：心区呈阳性反应（＋）。

4. 肺源性心脏病

望诊：心区环状皱折扩大，边缘暗红色。

触诊：心区可及心区环扩大，水肿并见水波纹，白色深压痕反应。心区压痛Ⅱ°~Ⅲ°。

电测：心区呈强阳性反应（＋＋）。

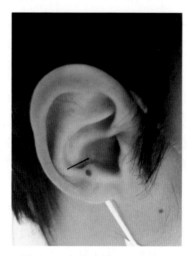

图5-4　心区水肿、凹凸不平

5. 心肌炎

望诊：心区环中有不规则隆起和凹陷，或见皱折，色泽红润，界限清晰。部分患者心区呈暗红色，有光泽。

触诊：心区环内凹陷不平，有压痕反应，压痛Ⅰ°~Ⅱ°。

电测：心穴呈阳性反应（＋）。

6. 血管神经官能症

望诊：心区正常。

触诊：①触压心区时，可见点状压痕反应。②压痕周围呈环状白色肿胀，其范围直径<0.5cm。③心区环界限不清。

电测：心区弱阳性或阳性反应（±~＋）。

7. 心脏肥大

望诊：呈圆形或椭圆形皱折，心区反应范围相应地增大（一般成人心脏大小在耳廓上的反应约0.2cm×0.2cm）。

触诊：心区凹凸不平。

电测：心区呈阳性反应（＋）。

8. 阵发性心动过速（以触诊、电测为主）

触诊：心区下缘1/4处可触及水平位条索或条、片状隆起，压痛Ⅰ°。

电测：心脏点、心区均呈阳性反应（＋）。

9. 期前收缩（以触诊为主）

触诊：心区呈凹陷性水肿。触压心区时，心区周围呈波动性水肿，可见水纹波动感，外周界限清楚，心区呈环样改变。

电测：心区、心脏点、心血管系统皮质下均呈阳性反应（＋）。

10. 心动过缓

望诊：心区正常生理凹陷消失，呈现平坦或微膨隆。

触诊：心区不平坦，凹凸不平，质硬。

电测：心区呈阳性反应（＋）。

11. 房室传导阻滞（以望诊为主）

望诊：①心区可见黄褐色针尖大小的丘疹，呈米字型排列，多为完全性束支传导阻滞。②心区见黄褐色针尖大小的丘疹，呈半个米字型排列，多为不完全性束支传导阻滞。

表5-2 心脏病在耳穴心区的鉴别诊断

诊断方式 ＼ 疾病	冠心病	风湿性心脏病	心肌炎	心脏肥大
望诊	心区色白肿胀	心区周围毛细血管呈弧形或环状扭曲、怒张，暗紫色。心区环中间平坦或凹陷	心区环状改变，界限清，心区环内呈不规则的隆起和凹陷，色泽红润	心区大面积环状隆起，直径>0.7cm，界限清。严重心脏肥大，心区环占据耳甲腔
触诊	1.触压心区，呈环状波动性水肿 2.可见水纹波 3.直径范围>0.5cm 4.心区1/2处触及水平样条索或条片隆起，质硬 5.疼痛敏感Ⅱ° 6.严重冠心病，心区皮肤质薄脆，触之即破，可见血性渗出物	1.心区内平坦可见点压痕 2.压痕周围见环形波动性水肿 3.可见水纹波动感 4.心区环增大，其范围>0.7cm，甚至波及耳轮下缘及脾区 5.压痛敏感Ⅱ°	1.心区呈环状改变 2.触之凹陷不平 3.压痕反应（＋） 4.压痛敏感Ⅰ°~Ⅱ°	心脏肥大，质中，压痛Ⅰ°~Ⅱ°

诊断方式 \ 疾病	冠心病	风湿性心脏病	心肌炎	心脏肥大
电测	心区（+~++） 心血管皮质下区（+） 胸区（+）	心区（+~++） 降率穴（+） 心血管皮质下（+）	心区（+~++） 心血管皮质下（+）	心区（+） 心血管皮质下（+）

四、食道区

食道是消化管的一部分，它在耳廓的代表区位于耳轮脚下方中1/3处。临床诊断中常将该区由前到后分为三等分，分别代表食道的上、中、下三段。

1. 食道炎

望诊：食道区片状或条片状色泽红润、凹陷，界限不清，有光泽或脂溢。

触诊：食道区有点状压痕反应，触痛不敏感。

电测：食道区呈阳性反应（+）。

2. 食道癌

望诊：食道穴点状或结节状、条片状隆起，暗灰色，无光泽。

触诊：食道穴触之硬结，触痛敏感Ⅱ°~Ⅲ°。

电测：食道区强阳性反应（++）。

五、贲门区

贲门区位于耳轮脚下方外1/3处。

反酸恶心

望诊：贲门区片状色白隆起或色白隆起区伴有色红。

触诊：贲门区肿胀，触之压痕水肿，疼痛不敏感。

电测：贲门区呈阳性或强阳性反应（+~++）。

六、胃区

胃在耳廓的代表区位于耳轮脚消失处。该区近耳轮脚的部分代表胃小弯，近对耳轮部代表胃大弯，前上部则代表幽门。

1. 急性胃炎

望诊：呈点状或片状红晕，有光泽。

触诊：胃区压痛Ⅰ°。

电测：胃穴呈阳性反应（+）。

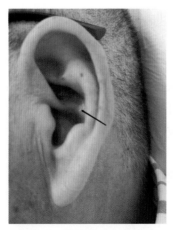

图5-5　胃区片状白色隆起

2. 慢性胃炎

（1）慢性浅表性胃炎

望诊：呈片状白色隆起，边缘不清。

触诊：胃区片状隆起触之较硬，可触及条索。

电测：胃区呈阳性反应（＋）。

（2）肥厚性胃炎

望诊：胃区呈大片隆起，边缘清楚。

触诊：胃区隆起，质较硬。

电测：胃区呈阳性反应（＋）。

（3）萎缩性胃炎

望诊：胃区呈平坦微凹似皱褶疤痕样改变，颜色呈红、白相间。

触诊：胃区压痛Ⅰ°。

电测：胃区呈阳性反应（＋）。

3. 慢性胃炎急性发作

望诊：胃区呈片状或点状白色改变，边缘红晕，有光泽；也可呈点状或片状红晕，或充血。

触诊：胃区压痛明显Ⅰ°～Ⅱ°。

电测：胃区呈阳性或强阳性反应（＋～＋＋）。

4. 胃溃疡

（1）活动期

望诊：胃区呈点状或片状充血红润，有时可见小米粒大小的凹陷，边缘整齐有光泽，可见毛细血管充盈。

触诊：触之凹陷，疼痛Ⅱ°。

电测：胃区阳性反应明显（+）。

（2）静止期

望诊：胃区呈点或片状暗紫色，呈点片状凹陷。

触诊：压痛不明显，可触及凹陷。

电测：胃区弱阳性反应（±）。

（3）愈合期

望诊：胃区可见点片状褐色，界限清。

触诊：胃区触及条索。

电测：胃区弱阳性反应（±）。

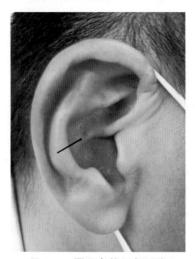

图5-6　胃区点状红色凹陷

5. 胃癌

望诊：胃区暗褐色结节隆起，周边清楚。

触诊：胃区结节质硬，不易推动，疼痛敏感Ⅱ°~Ⅲ°。

电测：胃区阳性或强阳性反应（+~++）。

表5-3　急性胃炎、胃溃疡活动期胃区鉴别诊断

诊断方式 ＼ 疾病	急性胃炎	胃溃疡活动期
望诊	片状红润，界限不清	点或小片状充血红润，界限清，触之点状凹陷
触诊	压痛Ⅰ°~Ⅱ°	压痛Ⅰ°~Ⅱ°
电测	（+~++）	（+~++）

七、十二指肠区

十二指肠区位于耳轮脚上方的外 1/3 处。

1. 十二指肠球部溃疡

（1）活动期

望诊：十二指肠穴可见似高粱米粒大小凹陷，色红，边缘整齐，红润可侵及耳轮脚上缘，耳轮脚上缘外 1/3 处缺损，可见血管充盈并向胰胆区走行。

触诊：痛甚或呼痛难忍，疼痛评级为 Ⅱ°~ Ⅲ°。

电测：十二指肠穴呈强阳性反应（++）。

（2）静止期

望诊：十二指肠穴可见似高粱米粒大小凹陷，色暗紫，边缘整齐，可波及耳轮脚上缘，血管充盈，呈暗紫色。

触诊：疼痛评级 Ⅰ°~ Ⅱ°。

电测：十二指肠穴呈阳性反应（+）。

（3）愈合期

望诊：十二指肠穴可见似高粱米粒大小凹陷，呈深褐色，边缘整齐，可波及耳轮脚上缘，可见毛细血管暗紫色充盈。

触诊：可触及条索状物、无压痛。如果在凹陷区触及条片状隆起，多提示十二指肠球部变形。

电测：十二指肠穴无反应或弱阳性反应（±）。

2. 十二指肠球部炎

望诊：十二指肠区可见片状红润、边缘模糊不整齐。

触诊：十二指肠区微凹陷。

电测：十二指肠区呈阳性反应（+）。

八、大小肠区

小肠区位于耳轮脚上方的中 1/3 处。大肠区位于耳轮脚上方的内 1/3 处。

1. 急性肠炎

望诊：大肠区呈点片状充血，或红晕，少数有丘疹样红晕，有光泽及脂溢。

触诊：大肠区平坦或略有凹陷，触痛 Ⅰ°。

电测：大肠区呈阳性反应（+）。

2. 慢性肠炎（以望诊为主）

望诊：大、小肠区呈片状或丘疹充血，或红晕脂溢较多。

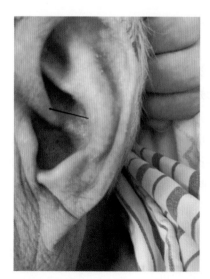

图5-7 大肠区片状白色，伴有丘疹边缘，呈脂溢性脱屑

3. 慢性肠炎急性发作（以望诊为主）

望诊：大、小肠区呈丘疹或点状凹陷，数个红晕，少数脂溢。

4. 便秘

望诊：大肠区呈片状或条索状隆起，可见有糠皮样脱屑。

触诊：大肠区片或条片状隆起发硬，亦可触及条索。

电测：大肠区可呈弱阳性反应（±）。

5. 阑尾炎

（1）急性阑尾炎

望诊：呈点状或丘疹样充血，部分患者有血疱样丘疹，界限清晰，有光泽。

触诊：红色压痕，压痛明显Ⅱ°。

电测：阑尾穴呈阳性或强阳性反应（+~++）。

（2）慢性阑尾炎

望诊：阑尾穴点状或片状色白。

触诊：阑尾穴呈凹凸不平，亦可触及点状或片状隆起，质硬。

电测：阑尾穴呈阳性反应（+）。

（3）慢性阑尾炎急性发作

望诊：阑尾穴白色隆起中有点状、片状或丘疹样充血，或点状白色周围少数有水疱样红晕。

触诊：阑尾穴触及片状隆起或条索状物，并可见片状隆起中有点状红色压痕反应，疼痛敏感Ⅱ°。

电测：阑尾穴阳性反应（+）。

（4）阑尾切除术后

望诊：在阑尾穴处可观察到褐色条段状瘢痕样反应。

触诊：阑尾穴处触及条索样瘢痕样反应物。

电测：阑尾穴阳性反应（+）。

6. 慢性阑尾炎急性发作

望诊：同上，边缘红晕。

7. 肠功能紊乱

望诊：小肠区呈片状白色隆起，可见艇中穴隆起水肿。大肠区平坦或凹陷，色红或暗紫色。

触诊：小肠区片状隆起，触之小肠区可出现压痕，色淡。大肠区平坦或低平。大、小肠区触痛均不明显。

电测：大、小肠区均呈阳性反应（+）。

8. 慢性腹泻

望诊：大肠区呈片状凹陷，色暗红，脂溢较多。

触诊：片状凹陷，触痛Ⅰ°。

电测：大肠区呈阳性反应（+）。

表5-4　慢性腹泻与便秘大肠区鉴别诊断

诊断方式 ＼ 疾病	慢性腹泻	便秘
望诊	条片状红润，条片状凹陷	白色，呈片状或条片状伴隆起
触诊	凹陷	隆起或条索
电测	（+）	（±）

九、膀胱区

膀胱区位于肾、前列腺连线的中前1/3交界处。

1. 急性膀胱炎

望诊：膀胱穴呈点片状红晕，或有点状白色，边缘红晕，少数丘疹红晕有光泽。

触诊：膀胱穴红色反应压痕，触痛明显Ⅱ°。

电测：膀胱穴呈阳性或强阳性反应（+~++）。

2. 慢性膀胱炎

望诊：呈点片状白色，或白色丘疹，或皱折，不光滑，有的边缘红晕。

触诊：膀胱穴可触及条索状反应物，触痛不明显。

电测：膀胱穴呈阳性或强阳性反应（+~++）。

3. 膀胱癌

望诊：膀胱穴点状或小片状暗灰色或小结节状隆起，界限不清。

触诊：结节质硬、无移动，压痛明显Ⅱ°~Ⅲ°。

电测：膀胱区呈阳性或强阳性反应（+~++）。

十、尿道区

尿道区位于与对耳轮下脚下缘同水平的耳轮处。

1. 尿道炎

望诊：尿道穴外观改变常不明显。

触诊：尿道穴可有压痕反应，若尿道穴触及条索状反应物，多提示既往有泌尿系统感染史。

电测：尿道穴呈阳性或强阳性反应（+~++）。

十一、肾区

肾区位于对耳轮上、下分叉处直下方的耳甲艇处。

1. 肾小球肾炎

望诊：肾区色白隆起肿胀或见肾区有丘疹样改变。

触诊：肾区有深压痕反应，肾区压痕反应周围见肿胀及水纹波动感，波动范围直径>0.5cm以上，肾区压痛明显Ⅱ°。

电测：肾区呈强阳性反应（++）。

2. 肾盂肾炎

望诊：肾区隆起肿胀，白色反应或肾区有丘疹样改变。

触诊：肾区有压痕反应，压痕周围色白肿胀，尿道穴可触及条状反应物。

电测：肾区呈弱阳性反应（±）。

3. 肾结石

望诊：点状白色，边缘红晕或点状暗红，边缘整齐。泥砂样结石，可见有砂样小白点。

触诊：肾区结节或条索。

电测：肾区呈阳性或强阳性反应（+~++）。

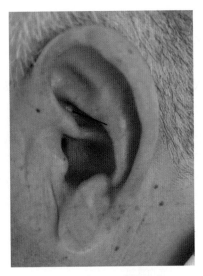

图5-8 肾区丘疹样改变

4. 肾癌

望诊：肾区有暗灰色结节，肾区无光泽。

触诊：肾区疼痛敏感Ⅱ°~Ⅲ°。

电测：肾区呈阳性或强阳性反应（+~++）。

5. 肾积水

望诊：点片样白色反应点凸出于皮肤，呈浑浊样，不光滑。

触诊：触之压痛，触压点周围水肿。

电测：肾区呈阳性或强阳性反应（+~++）。

6. 肾结核

望诊：肾区色红或丘疹样结节隆起。

触诊：肾区压痛明显Ⅱ°。

电测：肾区呈阳性或强阳性反应（+~++）。

7. 肾下垂

望诊：肾区位置下垂，呈圆形或椭圆形隆起，近耳轮脚，不与对耳轮下脚连接，如连接者为生理性隆起。

触诊：肾区质软。

电测：肾区呈阳性反应（+）。

8. 肾囊肿、多囊肾

望诊：肾区片状隆起，色泽正常。

触诊：肾区质软，呈囊性改变，无水肿，无水波纹感。

电测：肾区呈阳性反应（＋）

9.肾病综合征

望诊：肾区片状暗灰色或棕褐色水疱样丘疹、环状皱折、无光泽。

触诊：肾区触痛Ⅱ°，可见深白色压痕反应。

表5-5　肾结石、肾下垂、肾囊肿（多囊肾）、肾积水、肾病综合征的鉴别诊断

诊断方式 ＼ 疾病	肾结石	肾下垂	肾囊肿、多囊肾	肾积水	肾病综合征
望诊	肾区点状白色丘疹样结节	肾位置下移，在肾与输尿管之间可见半个葵花籽仁大小色白隆起	肾区片状隆起，色泽正常	肾区色白肿胀	肾区片状暗灰色或棕褐色水疱样丘疹，环状皱褶，无光泽
触诊	肾区触及点状结节，肾、腹外穴压痛，触痛Ⅰ°~Ⅱ°	触之肾区隆起处质软，触痛（－）	触之肾区囊性感，触痛（－）	肾区白色深压痕，压痕周围肿胀可见水纹波动，触痛Ⅰ°	肾区白色深压痕，压痕周围肿胀触痛Ⅰ°~Ⅱ°
电测	肾区（＋＋）、腹外穴（＋＋）	肾区（＋）	肾区（＋）	肾区（＋＋）	肾区（＋＋）

十二、胰区

胰区位于左耳肝、肾两穴之间。

1.糖尿病

望诊：胰区色白肿胀。

触诊：压痕反应，并可见水纹波动感。血糖越高，压痕反应越重，肿胀越明显。

电测：胰区呈强阳性反应（＋＋）。病情稳定期压痕反应不明显，电测时仍呈阳性反应（＋）。

2.急性胰腺炎

望诊：胰区片状肿胀，充血红润。

触诊：红色压痕反应，周围水肿，触压痛Ⅱ°~Ⅲ°。

电测：胰区呈强阳性反应（＋＋）。

3.慢性胰腺炎

望诊：胰区片状隆起或条片状隆起变形。

触诊：白色压痕反应，片状隆起区，触及条索状反应物，触痛不明显。

电测：胰区呈阳性反应（+）。

十三、胆区

胆区位于右耳肝、肾两穴之间。胆道位于胆与十二指肠穴之间。

1. 急性胆囊炎

望诊：胆区呈点状或片状红晕，有光泽。

触诊：胆区压痛明显 I°~ II°。

电测：胆区呈阳性反应（+）。

2. 慢性胆囊炎

望诊：胆区点状白色，边缘红晕。

触诊：胆区片状隆起质硬，并可触及条索，压痛 I°，条索与对耳轮平行。可见大米粒状改变。

电测：胆区呈弱阳性反应（±）。

3. 胆石症

望诊：胆区见点状白色，边缘清楚糜砂样，耳背胆区可见结节，发作时边缘红晕。

触诊：胆区触及条索，耳背胆区可触及类圆形小结节。

电测：胆区呈阳性或强阳性反应（+~++）。

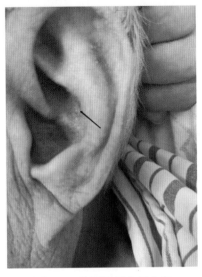

图5-9　胰胆区呈点状白色

4. 慢性胆管炎

望诊：胆道穴可见片状红润或暗紫色凹陷，毛细血管充盈呈暗紫色。

触诊：胆道穴凹陷，可触及条索或条片隆起改变，压痛明显Ⅰ°~Ⅱ°。

电测：胆道穴呈阳性或强阳性反应（+~++）。

5. 急性胆管炎

望诊：胆道穴肿胀、充血红润或暗红或凹陷或肿胀。

触诊：胆道穴白色压痕反应，并可触及条索或条片状隆起，呈45°向胆区走向，压痛Ⅰ°~Ⅱ°。

电测：胆道穴呈阳性或强阳性反应（+~++）。

表5-6　胆囊炎、胆管炎、胆石症的鉴别诊断

疾病 诊断方式	胆囊炎		胆管炎		胆石症
	急性	慢性	急性	慢性	
望诊	胆区片红肿有光泽	胆区条片状白色隆起呈大米粒状与对耳轮走行相平行，耳背可见胆区结节	胆道穴，片状红色肿胀，阻塞性胆管炎时片状色黄肿胀	胆道穴色泽发白	耳背肝区可见结节
触诊	胆区红色压痕反应，压痕周围肿胀、恢复平坦时间快，触痛Ⅰ°~Ⅱ°。	触之胆区隆起及胆结节触之质硬，白色压痕反应，触痛Ⅰ°。	触之胆道穴红色压痕，周围肿胀，恢复平坦时间快，触痛Ⅰ°~Ⅱ°。	触之胆道穴，白色压痕，恢复平坦时间慢，触痛Ⅰ°。	胆区内片状隆起中触之小结节及条索，耳背小丘疹结节质硬，触痛Ⅰ°。
电测	胆（++）、肝、胆道、消化系统皮质下（+）	胆（+）、肝（±）、胆道（±）、消化系统皮质下（+）	胆道（++）、肝、胆、十二指肠、胃、消化系统皮质下（+）	胆道、胆、消化系统皮质下（+）	胆（+~++）、消化系统皮质下（+）

十四、肝区

肝在耳廓的代表区位于耳甲艇后下部，肝脏分为左、右两叶，肝左叶的代表区在左耳，肝右叶的代表区在右耳。

1. 急性肝炎

望诊：肝穴呈点状或片状红晕，有光泽。

触诊：肝穴有红色压痕，压痕恢复的时间长，肝穴触痛Ⅰ°。

电测：肝炎点、肝穴均呈阳性反应（+）。

2. 慢性肝炎

望诊：在肝穴区片状白色改变上面见有点状红晕。在片状隆起上面见有点状

红晕或点状白色，边缘红晕。

触诊：肝穴区呈片状色白隆起，触痛Ⅰ°。触之压痕可呈白色，恢复平坦时间不一。

电测：肝炎点、肝穴均呈阳性反应（+）。若肝炎点呈阳性反应，肝区无反应，多提示既往有肝功能不全病史。若肋缘下呈阳性反应（+），肝区阴性反应（-），提示肝区痛，肝功能正常。

3. 肝脏肿大

望诊：肝穴区呈白色片状隆起，边缘清楚（如有半粒西瓜子大者，肝大在4厘米左右。大如甜瓜子者，肝大在2厘米左右。在右耳为肝右叶大，在左耳为肝左叶大）。有的隆起在肝区背面。

触诊：判断肝是否肿大，以触诊肝穴区是否有条索变化为主。方法是将与肝区同一水平的对耳轮内侧缘，视为肋缘下。肋缘下与胃连线中点划一垂直线，此线的外侧区为肝大变化区。由外向内分为四等份，每份视为1厘米。分级标准：

①肝大小正常：肋缘下穴无条索反应。

②触及肝脏边缘：紧靠肋缘下可触及平行排列的条索。

③肝肿大：若在肋缘下一等份处触及与其平行排列的条索，提示肝肿大1厘米；若在肋缘下二等份处触及与其平行排列的条索，提示肝肿大2厘米；若在肋缘下三等份处触及与其平行排列的条索，提示肝肿大3厘米；若在肋缘下四等份处触及与其平行排列的条索提示肝肿大4厘米以上。

4. 肝硬化

望诊：肝穴区隆起中有结节，或在肝阳穴有结节，边缘清楚。

触诊：肝穴区触痛不明显，可在脾区触及条索或条片状隆起，食道穴触及条索。

电测：肝穴区、肝炎点呈阳性反应（+）。

5. 脂肪肝

望诊：肝穴区片状肿胀，色泽正常，对耳轮增宽、增厚，边界不清。

触诊：肝穴区肿胀质软，似海绵状，针刺后有胶状液体流出，压痕反应。

电测：肝穴区呈阳性反应（+）。

6. 肝癌

望诊：肝穴区结节状暗灰色隆起，可见蜘蛛痣或暗紫色梅花形。

触诊：肝穴区结节质硬，肝区触痛明显。

电测：肝穴区强阳性反应（++）。

表5-7　肝区结节的鉴别诊断

诊断方式＼疾病	慢性肝炎	肝癌	脂肪肝	非特异性耳软骨膜炎
望诊	白色隆起结节，呈片状隆起	暗灰结节，呈结节状隆起	正常肤色或淡红色，不规则隆起	正常肤色或白色，呈大片似黄豆大隆起，遍及肝、脾区
触诊	质中，压痛不明显	质硬，压痛敏感Ⅱ°~Ⅲ°	质软	急性期，质软可触及组织液波动感。慢性期，质硬软骨增厚感
电测	（±）	（++）	（±）	（-）

十五、脾区

脾区位于耳甲腔外上方，在耳轮脚消失处与轮屏切迹连线的中点。

1.脾肿大

望诊：左耳脾区可见片状暗红色隆起。

触诊：脾肿大以触诊为主。脾穴正常，位于耳轮脚消失处与轮屏切迹连线的中点。脾肿大时，脾区反应点向耳甲腔外上方上移。若在正常脾穴以上部位触及条索并出现压痛，提示为脾肿大。若在耳轮脚消失处与对耳轮内侧缘平行线处触及条索状物，则提示脾肿大平脐。

电测：脾穴呈阳性反应（+）。

十六、额枕顶颞区

额穴位于对耳屏外侧面前下方。枕穴位于对耳屏外侧面外后上方。顶穴位于枕穴垂直向下0.15厘米处。颞区位于对耳屏外侧的中点，在枕、额之间，曾称太阳穴。

1. 额区阳性反应并伴有圆形或条状隆起，多提示前头痛。

2. 枕区阳性反应并伴有隆起，多提示后头痛。枕区阳性反应并见凹陷或低平红润多提示头晕。

3. 顶区片状隆起，电测反应（+），多提示巅顶痛。

4. 双耳颞区阳性反应，多提示双侧头痛。单耳颞区阳性反应并见片状隆起，触及条片状隆起且质硬，多提示偏头痛。

额、顶、枕均出现阳性反应并在以上区有不规则隆起，多提示全头痛、头昏、头胀。

十七、对耳轮穴位

1. 颈椎病（以触诊为主）

望诊：颈椎部位隆起变形，可呈结节状、条段状、线形、串珠状等或见软骨向下延伸，呈倒锥形或分叉呈"八"字型。耳背颈椎穴可见结节状隆起及毛细血管扩张。

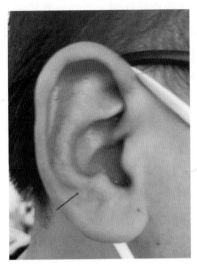

图5-10 颈椎穴呈结节状隆起、边缘红晕

触诊：颈椎穴可触及条索状物或结节，定位时以条索结节出现的部位而定位。

①颈1、颈2：在颈椎起始部（对耳轮下缘）与枕穴凹陷处，触及条索状物或结节。

②颈3、颈4：颈椎下1/3处颈椎软骨延伸的部位及分叉处，内侧分叉处及外侧分叉处触及条索状物。3、4颈椎骨质增生可在分叉处一侧触及条索状物，也可在分叉处两侧触及条索状物，临床观察颈椎内侧缘分叉处触及条索状物，出现率高于外侧状物。

③颈5、颈6：在颈椎中1/3处触及结节或条索状物。

④颈6、颈7：在颈椎上1/3处近侧近耳舟缘触及结节状或条索状或片状隆起，耳背颈椎穴常可触及结节、条索状物。

电测：颈椎穴阳性或强阳性反应（+~++）。

2. 腰椎骨质增生

望诊：耳廓脊柱线（对耳轮中线）条片状隆起或呈结节状隆起或变形，并出现毛细血管充盈，横贯对耳轮上4/5处。

触诊：腰椎部位可触及条索，依条索出现的部位判断腰椎骨质增生的部位。将对耳轮上 4/5 腰椎段分成五等分，若下 1/5 处触及条索，则为第一腰椎骨质增生，若在上 1/5 处触及条索多为第五腰椎骨质增生，以条索出现的位置而判断骨质增生的位置。

电测：腰椎部位呈阳性反应（+）。

3. 骶髂关节炎

望诊：骶髂关节穴点状或片状红润，毛细血管扩张。

触诊：骶髂关节穴触之结节或条索，可见红色压痕反应，压痛 I°～ II°。

电测：骶髂关节穴阳性或强阳性反应（+～++）。

4. 腰棘间韧带、椎旁韧带劳损

望诊：腰椎穴无明显异常。

触诊：腰椎区相应部位，触及白色点状压痕，多为慢性韧带软组织损伤，红色压痕多为急性韧带损伤，未触及结节和条索。

电测：腰椎区中线相应部位阳性反应（+）。

5. 肩背肌纤维炎（以望诊、触诊为主）

望诊：肩背穴在颈椎与肩关节、锁骨之间呈大片状不规则白色隆起。

触诊：肩背穴片状不规则隆起处，质硬，似触及软骨感，疼痛不明显，无压痕。

电测：肩背穴与耳背相对应处，耳大神经点阳性反应（+）。

6. 乳腺炎

望诊：乳腺穴片状红润、肿胀、有光泽。

触诊：乳腺穴红色深压痕反应，周围肿胀，压痛 II°。

电测：乳腺穴强阳性反应（++）。

7. 乳腺纤维

望诊：乳腺穴边缘不整齐，结节状或小片状隆起。

触诊：乳腺穴不光滑，可能触及小结节或小条索状反应物或小片状隆起，质硬、边界清楚，可推动。压痛不明显或 I°。

电测：乳腺穴阳性反应（+）。

8. 乳腺癌

望诊：乳腺穴可见结节或片状褐色隆起，凹凸不平，结节状隆起处周边色红。

触诊：乳腺穴触及结节状和不规则隆起，边缘不整齐，不光滑，质硬。

电测：乳腺穴强阳性反应（++），耳前及耳背肿瘤特异区 I 强阳性反应。

表5-8　乳腺炎、乳腺纤维瘤、乳腺癌的鉴别诊断

诊断方式＼疾病	乳腺炎	乳腺纤维瘤	乳腺癌
望诊	乳腺穴片状红润肿胀，有光泽	乳腺穴外侧缘，边缘不整齐结节状或片状隆起	乳腺穴可见结节或片状褐色隆起，凹凸不平，结节状隆起处，周边色红
触诊	乳腺穴有深红色压痕，周围肿胀压痛Ⅱ°	乳腺穴触及小结节或片状隆起，光滑，压痛（－）或Ⅰ°	乳腺穴触及结节状和不规则隆起，边缘不整齐，不光滑，质硬
电测	乳腺穴强阳性反应（++）	乳腺穴阳性反应（+）	乳腺穴强阳性反应（++），耳前及耳背肿瘤特异区Ⅰ强阳性反应

9. 肋间神经痛

望诊：常无形态改变。

触诊：对耳轮外侧缘、肋胁穴压痕反应，压痛明显Ⅰ°。

电测：对耳轮外侧缘、肋胁穴阳性或强阳性反应（+~++）。

10. 甲状腺功能亢进症

望诊：甲状腺穴弥漫性片状红色，界限不清。

触诊：甲状腺穴红色压痕反应。

电测：甲状腺穴呈阳性反应（+）。

11. 甲状腺功能减退症

望诊：甲状腺穴片状色白，界限不清。

触诊：甲状腺穴白色压痕反应，压痕深不易恢复正常。

电测：甲状腺穴呈阳性反应（+）。

12. 胸闷、胸痛

望诊：胸穴无形态变化。

触诊：胸穴压痕反应。若胸、肋软骨炎引起胸闷、胸痛，可触及点状或片状隆起和条索状反应物。

电测：胸穴呈阳性反应（+）。

十八、耳舟穴位

1. 免疫功能低下

触诊：过敏区深压痕反应，凹陷不易恢复。

电测：过敏区呈阳性或强阳性反应（+~++）。

2. 肾小球肾炎

电测：肾炎点强阳性反应（++）。肾炎点是诊断肾小球肾炎的要穴。

3. 风湿性关节炎

望诊：病损关节在相对应的耳穴上呈片状白色，边缘有红晕或有结节状或片状增厚。急性发作期，相对应的耳穴部位呈红色，有光泽。

触诊：在病损部位相对应的耳穴上可触及结节或条索状反应物，或触及片状隆起增厚，若在急性期关节炎症伴关节腔积液时，耳穴相应部位色红肿胀，红色压痕反应较深，压痛Ⅱ°。

电测：病损关节在耳穴上的相应部位呈多个阳性反应。风湿线呈阳性反应（＋），特别在风湿线下 1/2 处，从肘到锁骨阳性反应明显。

4. 类风湿关节炎

望诊：与病损相对应部位的耳穴可见白色结节状或片状隆起或肿胀。

触诊：与病损相对应部位的耳穴触及形态改变。

电测：①在与病损相对应部位的耳穴呈阳性反应（＋），如指、趾。②风湿线从肘穴以上至指均呈阳性反应（＋）。

5. 肩关节周围炎

望诊：肩关节穴、锁骨穴，急性肩周炎时充血红润、肿胀，慢性肩周炎时可见条状或片状隆起。

触诊：严重肩关节周围炎或肩关节周围组织退行性病变发生粘连时，可触及肿胀隆起变形，质硬。急性肩周炎锁骨、肩关节穴凹陷处皮肤质薄、脆，触之易破，可见血性渗出。

电测：①肩关节痛、肩臂上举障碍：锁骨、肩及耳背、肩三点 1 和 3 阳性或强阳性反应（＋~＋＋）。②肩关节痛、肩关节外展、后伸障碍：锁骨、耳前肩关节阳性或强阳性反应（＋~＋＋）。③肩关节痛、前臂旋前动作障碍：锁骨、耳后肩关节阳性或强阳性反应（＋~＋＋）。

6. 网球肘

望诊：肘穴可见小片状肿胀，慢性网球肘时，在肘穴可见大片隆起变形。

触诊：肘穴触及点片状变形、质软，耳背网球肘穴触之肿胀或条索状隆起。

电测：耳前肘穴及耳背网球肘阳性反应（＋）。

7. 腕管综合征

望诊：腕穴可有片状肿胀变形。

触诊：腕穴压痕反应（＋），可触及肿胀隆起。

电测：腕穴呈阳性反应（＋）。

8. 扳机状指（屈指肌腱腱鞘炎）

望诊：指穴小片状隆起。

触诊：指穴小片状隆起质硬。

电测：指穴阳性或强阳性反应（+~++）。

9. 荨麻疹

（1）急性荨麻疹

望诊：过敏区呈片状充血，色泽鲜红，有光泽。

触诊：过敏区有红色压痕反应，压痕周围红色肿胀。

电测：过敏区呈阳性反应（+）。

（2）慢性荨麻疹

望诊：过敏区呈片状色白肿胀。

触诊：色白肿胀周围有深红色压痕反应，压痕深不易恢复正常。

电测：过敏区呈阳性反应（+）。

十九、子宫区

子宫区位于三角窝凹陷处前缘。

1. 子宫肌瘤（以触诊为主）

触诊：子宫区可触及条索状增生或圆形结节。

电测：子宫区呈阳性反应（+）。

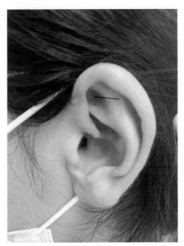

图5-11　子宫区可触及圆形小结节，边缘清晰、光滑

2. 月经不调

（1）月经过多、经期提前

望诊：子宫区红润，周围色白肿胀。

触诊：子宫区凹陷，有压痕反应。

电测：子宫区呈阳性或强阳性反应（+~++）。

（2）月经过少、经期错后

望诊：三角窝凹陷处变平坦。

触诊：子宫区片状或条片状隆起，质硬。

电测：子宫区呈阳性反应（＋）。

3. 闭经

望诊：子宫区色白或水肿。

触诊：子宫区白色压痕反应。

电测：子宫区呈阳性反应（＋）。

4. 子宫内膜炎

望诊：子宫区正常生理凹陷消失，可见不规则片状隆起。

触诊：子宫区不规则片状隆起，压痕反应，质软。

电测：子宫穴阳性或强阳性反应（＋~＋＋）。

表5-9　子宫区对子宫颈炎与子宫内膜异位症鉴别诊断

诊断方式 ＼ 疾病	子宫颈炎	子宫内膜异位症
望诊	生理凹陷消失，不规则片状隆起	生理凹陷消失，结节状或不规则隆起
触诊	隆起处质软，压痕反应，压痛Ⅰ°	隆起处质中，压痕反应，疼痛Ⅱ°
电测	（＋~＋＋）	（＋~＋＋）

二十、卵巢区

1. 卵巢炎

望诊：屏间切迹增宽，卵巢色红肿胀。

触诊：卵巢穴红肿，触之质软，压痛Ⅰ°。

电测：卵巢穴呈阳性反应（＋）。

2. 卵巢囊肿

望诊：卵巢穴屏间切迹缘由锐变光滑变宽、增厚或出现结节状隆起。

触诊：卵巢穴触及条片状、结节状隆起，质硬，表面光滑、整齐，可推动，触痛不明显。

电测：卵巢穴呈阳性反应（＋）。

二十一、耳屏内侧面穴位

1. 鼻炎

（1）急性鼻炎

望诊：内鼻穴红色充血，有光泽，不伴形态学变化。

触诊：内鼻穴压痕反应。

电测：内鼻穴阳性反应（+）。

（2）慢性鼻炎

①单纯性鼻炎

望诊：内鼻穴无形态改变。

触诊：内鼻穴压痕反应平坦。

电测：内鼻穴阳性反应（+）。

②肥大性鼻炎

望诊：内鼻穴白色片状隆起。

触诊：内鼻穴片状隆起处质硬，无明显压痕反应。

电测：内鼻穴阳性反应（+）。

③萎缩性鼻炎

望诊：内鼻穴色泽发白，凹陷。

触诊：内鼻穴凹陷，质中。

电测：内鼻穴阳性反应（+）。

2. 过敏性鼻炎

望诊：内鼻区白色片状肿胀，似水肿。

触诊：内鼻穴红色压痕反应，周围水肿，过敏区压痕反应。

电测：内鼻穴阳性反应（+）。

3. 副鼻窦炎

望诊：内鼻区片状隆起肿胀。

触诊：内鼻穴隆起质硬，压痛。

电测：内鼻穴阳性或强阳性反应（+~++）。

表5-10　内鼻穴对鼻部炎症鉴别诊断

疾病　　诊断方式	慢性鼻炎			过敏性鼻炎	副鼻窦炎
	单纯性鼻炎	肥大性鼻炎	萎缩性鼻炎		
望诊	光滑平坦	片状白色隆起	片状白色凹陷	片状隆起肿胀	片状隆起肿胀
触诊	（-）	质硬	凹陷处平坦	深红色压痕反应，周围水肿，过敏区压痕反应	质硬
电测	内鼻（+）	内鼻（+）	内鼻（+）	内鼻（+）、过敏区(+)	内鼻、额、上颌、上腭（+）

4. 咽炎

以耳穴探测为主，其阳性反应点多在咽及气管两穴。

触诊时可见气管穴有压痕反应，触痛不明显。

5. 喉炎

以耳穴探测为主，其阳性反应点多在喉、声门、气管三穴。

触诊时可见气管穴有压痕反应，触痛不明显。

6. 咽部异物感

以耳穴探测为主，其阳性反应点多在咽、喉、气管、食道、口、胸、神经系统皮质下穴。触压时无明显压痕反应及压痛反应。

二十二、耳垂穴位

1. 复发性口腔溃疡

望诊：下腭、舌、上腭、三区隆起不平。

触诊：在耳垂2区，触之隆起不平，似有瘢痕样感觉并可触及条索或条片状隆起物，口腔溃疡发作时在耳垂2区与溃疡发作病变相关的耳穴上可有红色压痕反应，压痛Ⅰ°~Ⅱ°，口区呈压痕反应，其周围可见水肿。

电测：耳垂2区、下腭、舌、上腭、口呈阳性或强阳性反应（+~++）。

2. 牙周病

望诊：耳垂三区，片状肿胀、隆起。急性牙周病毛细血管呈网状充血，色红。慢性牙周病，片状色白隆起或片状隆起，色泽正常。

触诊：压痕反应，压痕周围肿胀，触压痛不明显。

电测：耳垂三区呈阳性或强阳性反应（+~++）。

3. 牙龈炎

望诊：口区、气管、耳垂三区片状色红肿胀，有光泽。

触诊：口区至气管穴大片状肿胀，呈现压痕反应，压痕深且不易恢复。上颌、下颌两穴连成片状隆起，急性牙龈病、牙龈出血色泽鲜红，慢性龈炎色泽发白。

电测：口、气管、耳垂三区呈阳性或强阳性反应（+~++）。

4. 龋齿

以电测及触诊为主。探测上颌穴及下颌穴阳性反应，伴点状凹陷，压痕周围肿胀不明显。

5. 近视（以望诊为主）

以望诊耳穴目2穴形态变化为主。经过大量病例观察视力的变化，当近视时，目2穴出现片状圆形隆起，色泽正常，触之质软。

6. 远视（以望诊为主）

以望诊耳穴目2穴形态变化为主，远视时仍在相当于原散光穴，即现在称之目2穴处反应出来。远视以条状隆起变形为诊断依据，色泽正常，触之质软。

7. 散光（以望诊为主）

（1）近视伴散光：目2穴隆起伴凹陷。

①圆形隆起伴有点片状凹陷。

②圆形隆起中有点片状凹陷，形如盆地。

③中间短条片状隆起，两旁有点凹陷，隆起处似鼻子，两边凹陷处似两只眼睛。

（2）远视伴散光：目2穴隆起伴凹陷。

①长条状隆起伴点状、小片状凹陷。

②长条状隆起，两边有点状凹陷，似一个长鼻子和两只眼睛的大象面部形态。

表5-11　目2穴对屈光不正的鉴别诊断

诊断方式 ＼ 疾病	近视	远视	散光	近视散光	远视散光
望诊	片状圆形隆起，色泽正常	条状隆起，色泽正常	点、片状凹陷，色泽正常	圆形隆起伴凹陷，色泽正常	条状隆起伴凹陷，色泽正常
触诊	质软	质软	质软	质软	质软
电测	（＋）	（＋）	（＋）	（＋）	（＋）

8. 急性结膜炎

望诊：眼区呈片状充血、红润肿胀。

触诊：眼区有红色压痕反应，触痛Ⅰ°。

电测：眼、目2穴阳性或强阳性反应（＋~＋＋）。

9. 麦粒肿

望诊：眼区毛细血管充血、红润、肿胀。

触诊：眼区压痕反应，红色肿胀区有触痛感Ⅰ°。

电测：眼、目2穴阳性反应（＋）。

10. 内耳眩晕症

望诊：内耳片红肿胀，少数伴皱折或耳鸣沟。

触诊：内耳穴、脾穴压痕反应，触痛Ⅰ°~Ⅱ°。

电测：内耳阳性反应（＋）。

11. 听力减退、耳鸣

望诊：轻度：内耳穴、点状凹陷或皮肤皱折，呈单个或放射状。

　　　中度：可见耳鸣沟，从内耳走向目2沟或半个内耳沟。

　　　重度：以内耳穴到屏间后可见整个耳鸣沟，沟深似将耳垂分两半。

触诊：内耳有压痕反应。

电测：内耳穴、听觉中枢—相当于颞穴处阳性或强阳性（＋~＋＋）。

12. 耳聋

望诊：①内耳穴凹陷，凹陷皮肤色泽正常。②从目2走向内耳见深而长的耳鸣沟，皮肤色泽正常。

触诊：内耳穴凹陷，无触痛。

电测：内耳穴、耳鸣沟、颞阳性或强阳性（＋~＋＋）。

13. 中耳炎

（1）急性中耳炎（以视诊为主）

望诊：内耳穴，毛细血管呈网状充血，红润肿胀。

触诊：内耳穴红色压痕反应，压痕反应周围水肿，触痛Ⅱ°。

电测：内耳穴强阳性反应（＋＋）。

（2）慢性中耳炎（以触诊为主）

望诊：内耳穴失去正常光泽，凹凸不平，似瘢痕样反应。

触诊：内耳穴可触及不平坦、凹凸不平的条索状物，有压痕反应。

电测：内耳穴阳性或强阳性反应（＋~＋＋）。

14. 鼓膜内陷（以触诊为主）

以触诊为主，其特点内耳穴深压痕，周围肿胀，压痕时间长，恢复平坦时间慢。

15. 扁桃体炎

（1）急性扁桃体炎

望诊：扁桃体穴毛细血管网状充血、红肿、有光泽。

触诊：扁桃体穴红色压痕反应，压痕周围水肿，触痛Ⅰ°~Ⅱ°。

电测：扁桃体穴阳性或强阳性反应（＋~＋＋）。

（2）慢性扁桃体炎

望诊：扁桃体穴，色白隆起。

触诊：扁桃体穴，触之不平坦，有条索状物或条片状隆起，触之无痛。

电测：扁桃体穴阳性或弱阳性反应（±~+）。

16. 神经衰弱

（1）神经衰弱入睡慢（指摸法为主要诊断手段）

方法：用拇指指腹触摸耳前神经衰弱区，若触摸到神经衰弱区呈条状软骨增生、增厚，质硬，即可诊断入睡慢。

电测时神经衰弱区、神经系统皮质下多呈阳性反应（+）。

（2）神经衰弱、睡眠轻、早醒、醒后不易入睡

诊断方法：以耳穴电测诊断为主。

电测穴位：神经衰弱点在耳垂4区中点。

电测神经衰弱点呈阳性或强阳性反应（+~++），或见压痕反应，压痕深，周围有水肿，或深触压时触及条索状反应物均可诊断睡眠浅、早醒、醒后不易入睡。电测时神经系统皮质下呈阳性反应（+）。

（3）失眠，具有下述1~2条阳性反应特征时，均可诊断失眠。

①神经衰弱区，触及条状软骨增生延伸增厚，质硬。

②神经衰弱点，电测有压痕反应或触之有条索。

③神经系统皮质下区阳性暗影。

17. 颞颌关节综合征

望诊：颞颌关节穴，片状隆起、肿胀、色泽正常。

触诊：颞颌关节穴有压痕反应，压痛Ⅰ°~Ⅱ°。

电测：颞颌关节穴阳性或强阳性反应（+~++）。

18. 忧郁、焦虑、神经紧张

身心穴：阳性反应，轻度压痕，提示情绪不稳定，忧郁、焦虑、紧张。强阳性反应，深度压痕，压痕周围水肿，恢复平坦时间慢，为重度忧郁、焦虑、紧张、自主神经功能紊乱、神经衰弱综合征。

二十三、其他区

1. 肛门穴的阳性反应

（1）痔疮

望诊：肛门穴凹凸不平，点状色白隆起或见片状红润或毛细血管充血，血栓外痔时常见此反应。

触诊：外痔时，肛门穴耳轮表皮下触及表浅一至数条条索状物。内痔时，肛门穴耳轮软骨上缘用力反复滑动时，可触及深在条索。混合痔时，肛门穴耳

轮外既可在皮下表浅部位触及条索状物，又可在软骨上缘用力时触及深在条索状物。

电测：血栓外痔时，肛门穴呈弱阳性反应（±）。

（2）肛裂

望诊：肛门穴耳轮缘处呈点状或丘疹状白色隆起，边缘不整齐呈锯齿样改变，部分患者肛门呈海星状反应。

触诊：肛门穴近耳轮边缘处触及条索反应物改变。

电测：肛门穴呈弱阳性反应（±）。

2. 前列腺穴的阳性反应

（1）慢性前列腺炎

望诊：前列腺穴呈点片状红色反应。

触诊：前列腺穴平滑、低凹，红色压痕反应。

电测：前列腺穴呈阳性反应（+）。

（2）前列腺肥大

望诊：前列腺穴由凹陷变平坦或结节状隆起。

触诊：结节状隆起处质硬。

电测：前列腺穴呈阳性反应（+）。

（3）前列腺癌

望诊：前列腺穴结节状隆起。

触诊：前列腺穴触之结节质硬，触压痛敏感Ⅱ°~Ⅲ°。

电测：前列腺穴呈阳性或强阳性反应（+~++）。

3. 痛经

望诊：原发性痛经多无明显变化，继发性痛经时，子宫区、宫颈或盆腔区片隆起变形。

触诊：原发性痛经，子宫穴、宫颈穴或盆腔穴点状压痕反应。继发性痛经可根据引起的病变部位的耳穴相应部位触及病理形态学改变，以触及阳性反应物所在的部位及性质判断。

电测：耳穴相应部位子宫或宫颈或盆腔穴阳性或强阳性反应（+~++）。

4. 盆腔炎

（1）急性盆腔炎

望诊：三角窝外下角盆腔色泽红润。

触诊：红色压痕反应。

电测：盆腔穴阳性或强阳性反应（+~++）。

（2）慢性盆腔炎

望诊：盆腔穴呈片状隆起变形或红润，严重盆腔炎、三角窝生理凹陷消失，整个三角窝水肿或见盆腔肿物。

触诊：盆腔穴触及隆起或条索状反应物。

电测：盆腔穴阳性或强阳性反应（+~++）。

5. 子宫颈炎

望诊：宫颈穴水肿色红，或见上有色白脱屑、有脂溢或有丘疹样改变。

触诊：宫颈穴红色压痕反应，疼痛敏感Ⅰ°~Ⅱ°。

电测：宫颈穴阳性或强阳性反应（+~++）。

6. 输卵管炎

望诊：输卵管穴点状结节或条索隆起。

触诊：输卵管穴结节或条索质硬。

电测：输卵管穴阳性或强阳性反应（+~++）。

7. 月经周期

月经前期：三角窝边缘呈粉红色，有光泽。

月经中期：三角窝边缘呈鲜红色，且见有红色毛细血管充血扩张。

月经后期：三角窝边缘呈暗紫色，毛细血管的颜色变得暗紫色。

8. 围绝经期综合征

以电测为主：围绝经期综合征主要症状是在自主神经功能失调、内分泌功能紊乱上出现一系列反应，耳穴电测主要阳性点有如下几穴：

神经系统皮质下、身心穴、神经衰弱点、脾、心、子宫、内分泌、卵巢、交感等穴。

9. 皮肤瘙痒症（以望诊为主）

可见全耳廓皮肤干燥，似龟裂，覆盖散在糠皮痒脱屑，以肺区、过敏区明显。

电测：肺、过敏区、相应部位呈阳性反应（+）。

10. 外阴瘙痒（以望诊为主）

望诊：外生殖器穴皮肤粗糙或丘疹样改变，呈褐色，并见有脱屑。

电测：外生殖器、神经系统皮质下阳性反应（+）。

11. 鱼鳞病（以望诊为主）

在耳廓与皮损相对应的耳穴上可见皮肤干燥、粗糙、深褐色改变，并出现鱼鳞样脱屑。

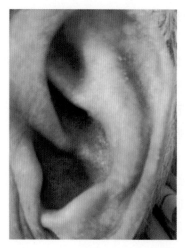

图5-12 "全耳部"呈鱼鳞状脱屑

12. 玫瑰糠疹（以望诊为主）

与皮损相关的耳穴上皮肤失去平滑和光泽。皮肤可见皱褶、色红并可见糠疹鳞屑。

13. 酒渣鼻（以电测为主）

胃、脾、过敏区、面区、肺、外鼻及相应部位呈阳性反应（＋）。

14. 带状疱疹（以电测为主）

多在与带状疱疹相对应的耳穴上呈阳性反应，若在三叉神经分布区，则耳颞神经点、面颊区或眼、额穴或上颌、下颌出现阳性反应（＋）。若带状疱疹沿肋间神经走行的多在胸、肋胁穴出现阳性反应（＋）。

触诊：皮损与耳廓相对应的耳穴压痛Ⅰ°～Ⅱ°。

15. 黄褐斑（以电测为主）

肾、肝、脾、肺、脑垂体、促性腺激素点及相应部位阳性反应（＋）。女性黄褐斑，卵巢、子宫穴多呈阳性反应（＋）。男性黄褐斑，肝、肾穴多呈阳性反应（＋）。

16. 瘢痕疙瘩（以望诊为主）

在与机体瘢痕相对应的耳穴区，似瘢痕样的反应。

二十四、耳穴阳性反应的规律

1. 望诊阳性反应的规律

（1）望诊阳性反应物的类型、特征及临床意义

①变色

a.红色反应：有淡红、鲜红、绛红、暗红之分。

淡红色常见于疾病初发或疾病恢复期，或病史较长者。

鲜红色常见于急性痛症、炎症、出血性疾病。

绛红色为病情较重，常见于急性热病。

暗红色常见于疾病恢复期或病程较长者。

b.白色反应：有淡白、苍白、灰白无泽之分。

淡白色常见于慢性器质性疾病。

苍白色常见于痛症、惊吓所致疾病。

灰白无泽多见于病重，病情严重难以恢复者。

c.灰色反应：有淡灰、暗灰、深灰和灰黑之分。

灰色常见于慢性病，亦可见于恶性肿瘤。

d.青紫色反应：

青紫色反应多见于血瘀证，若青紫色固定不移，久不变色，多为血液循环障碍或慢性器质性疾病。

e.深褐色反应：

深褐色反应多见于疾病病愈后，在与疾病相关的耳穴上呈现色素加深或色素沉着。

变色反应约占阳性反应物出现率的40%。

②变形

a.结节状：小似芝麻，大如绿豆样硬结，突出于皮肤。

b.链球状：三个结节状硬结连在一起，突出于皮肤。

c.条索状：呈条形突出于皮肤。

e.凹陷如穴：呈点状凹陷。

f.皱折：如指纹状或环状，大小不等。

变形反应多见于慢性器质性病变。

③丘疹

常见有点状丘疹和水疱样丘疹，高出周围皮肤。以颜色而异分为红色丘疹、白色丘疹或白色丘疹边缘红晕，也有少数暗灰色丘疹，数目不等。

丘疹反应常见于急性或慢性器质性疾病、过敏性疾病、皮肤病等。

丘疹反应约占阳性反应物出现率的15%。

④血管变化

常见有血管充盈、扩张呈网状、条段状、海星状、环球状、弧状、蝌蚪或鼓槌状。

血管反应常见于心血管疾病、脑血管疾病、急性炎症性疾病、急性出血性疾病等。

血管变化约占阳性反应出现率的15%。

⑤脱屑

常见于皮肤病、吸收功能低下、带下及内分泌功能紊乱等疾患。

脱屑反应约占阳性反应出现率的10%。

（2）望诊阳性反应物与疾病的对应规律

①阳性反应物的特征与疾病性质相对应

a.点片状红润或充血，点片状白色、边缘红晕或红色丘疹，并有脂溢及光泽者，多见于急性炎症或慢性炎症的急性发作。

b.白色点片状、凹陷或隆起，白色丘疹，且无脂溢及光泽者，多见于慢性器质性疾病。

c.结节状隆起或暗灰色点片状隆起，多见于肿瘤。

d.糠皮样脱屑（不易擦去），多见于皮肤病。

e.线条状或白色半圆形隆起，或暗灰色疤痕等，多见于手术及外伤。

②阳性反应物的位置，与躯体、脏腑在耳廓的"代表区"多相对应

如果是胃疾，阳性反应物则多出现在胃区。如果是肺疾，阳性反应物则多出现在肺区。如果是肿瘤或手术、损伤等，则在相对应的耳廓部位上出现阳性反应物。耳穴上阳性反应物的位置与其所代表的人体脏腑或部位大体上是一致的。

2. 触诊阳性反应的规律

（1）触摸法阳性反应与疾病的规律

①隆起：常见有点状隆起、片状隆起、条片状隆起、圆形结节、软骨增生。

②凹陷：常见有点状凹陷、片状凹陷、线状凹陷。

③压痕：常见有深浅和色泽改变，以及压痕恢复平坦的时间不同，临床耳诊时据此辨别虚证和实证。压痕浅、色白，恢复平坦时间慢者为虚证。压痕深、色红，恢复平坦时间快者为实证。

④水肿：可见凹陷性水肿，水纹波动感。

（2）压痛法阳性反应与疾病的规律

①压痛敏感程度的分级标准

（+）：呼痛，但能忍受。

（++）：呼痛，同时出现皱眉、眨眼等轻微的痛觉反应。

（+++）：不能忍受的剧痛，同时出现躲闪、出汗等较强的痛觉反应。

（3）压痛敏感点的分析

①人体患病时，耳廓上的压痛敏感点往往可以在数处同时出现，但（+++）压痛点，则通常出现在与病变位置对应的代表区内。

②耳穴的压痛敏感现象：以症状发作时明显，与患病脏器同侧的相应耳穴反应尤甚。

③机体内有多种疾病存在时，（+++）压痛点总是在当前作为主要矛盾的疾病"代表区"内出现。主要矛盾改变，压痛敏感点的位置也跟随变化。

④病程短者，压痛反应更明显。病程长者，压痛敏感程度明显降低。

⑤人体的内环境改变，尤其是某些激素水平的波动，可以引起耳穴痛阈的下降。

3. 电测阳性反应的规律

（1）低阻点敏感程度的分级

临床上一般是根据电阻降低的程度，粗略地把测出的电阻值分成三级。

①正常穴位：（-）。

②弱阳性穴位：（±）。

③阳性穴位：（+）。

④强阳性反应：（++）。

（2）低阻点临床意义分析

①一种疾病在耳廓上出现的低阻点一般有数个以上，但总以疾病部位相应的耳穴区电阻值最低，并伴有强烈刺痛。这对疾病的定位诊断具有重要意义。其他低阻点则与疾病的病理进程及临床症状有关。分析时可用相关的中西医理论及某些经验点进行综合判断。

②两侧耳廓相同穴位的电阻值不等，往往患病脏器的同侧耳廓穴位电阻值偏低。

③急性病时，机体病理演变过程明显，反应较剧，耳穴电阻值下降也明显。慢性病、病程久者，耳穴皮肤电阻值降低则不明显。

治疗篇

第六章 耳穴取穴原则与治疗方法

第一节 取穴原则

一、相应部位取穴

相应部位取穴，是指根据人体患病时选取与机体疾病相对应的耳穴。当机体某个器官、脏腑、四肢患病时，在耳廓与机体相对应的穴位点，出现阳性反应，如低电阻、低痛阈、变色、变形、丘疹、血管充盈以及组织化学变化。相应部位是反映疾病的部位，具体代表点是诊断疾病部位特定点，相应部位可反映既往史、现病史及家族遗传史，并预示将要发生的疾病。

相应部位在正常时只代表一个解剖位置点，无任何阳性反应，当人体患病时，相应部位随疾病的病变部位的病理形态改变而改变，由正常一个位置点呈区、线、沟、经等变化，甚至在相关的邻近组织的穴位发生阳性反应。相应部位是泛指的名称。在耳穴上可有此穴名，反应疾病部位及症状。更多地与机体相关的耳穴无穴名，必须在正常穴位代表点及相应区域中推测其阳性反应点，若能准确地选择出与疾病相对应部位的耳穴阳性反应点，可在治疗中取得满意效果。相应部位是治疗原则中首选的穴位。例如胃部疾患一定要取胃穴。由于胃病的性质不同、部位不同，应在胃区的范围内选择阳性反应点，如胃小弯溃疡取耳轮脚消失处，幽门管溃疡取十二指肠与胃穴之间，慢性浅表性胃炎取耳轮脚消失处与对耳轮内侧缘连线中点的内侧1/2区域。

肩关节周围炎的治疗，锁骨、肩关节、肩是治疗肩周炎的三要穴，俗称肩三点。由于病变部位不同，则取穴不同，肩关节痛在肩前部取耳前的肩关节穴；肩痛在肩关节的后部，应选择耳背的肩关节2；若肩周炎痛手臂不能外展、抬举，可取耳前及耳后相对应的锁骨及肩穴，对贴并加耳穴按摩可使疼痛即刻缓解，增加活动范围。

二、脏腑辨证和经络学说取穴

脏腑辨证取穴是根据中医藏象学说的理论，根据各脏腑的生理功能和病理表现进行辨证取穴。脏腑辨证是耳穴治疗的特点，是中医辨证施治的核心。如脱发，藏象学说认为"肾其华在发"，故取肾穴来治疗。皮肤病，藏象学说认为"肺主皮毛"，故取肺穴来治疗。现代生理学不承认肺与皮肤有关，从胚胎学来看皮肤与肺均从外胚胎层发展而来，肺与皮肤为同源组织，因此皮肤病要取肺穴治疗。

神经衰弱的临床表现：失眠、多梦、心烦不安等。治疗取穴根据中医藏象学说理论"心主神明"，"神不守舍"可导致失眠、多梦，因此治疗神经衰弱时一定要取心穴，可达到宁心安神的作用。

从中医理论取穴除根据脏腑辨证学说取穴外，根据经络学说取穴，可循经取穴和经络病症取穴。

①循经取穴：是根据经络循行部位取穴，如坐骨神经痛，其经络循行部位属足太阳膀胱经，故可取膀胱穴治疗。又如偏头痛，其部位属足少阳胆经循行部位，故取胰胆穴。

②按经络病候取穴：是根据经络"是动病，所生病"的病候来取穴。如齿痛，手阳明大肠经是动则病为齿痛，故齿痛取大肠穴。手少阴心经是"心"所生病，如目黄、肋痛、臂内后廉痛，掌中热痛，因此如见上述症状可取"心"穴治疗。

三、按现代医学理论、发病原因、病理形态学变化取穴

耳廓定位的形成受多学科的影响，包括现代医学中胚胎学、解剖学、遗传学、病理形态学、生理学，其中的神经反射学说，神经–体液–免疫学说等都在耳穴的诊断及治疗思路中有所运用。因此耳穴的诊断及治疗常以现代医学理论依据来取穴，从疾病的发生发展演变，组织器官与邻近的组织器官相关性等多种因素来考虑分析取穴，这种取穴原则多用于机体神经、内脏、内分泌、泌尿系统等疾病的治疗。

四、经验取穴

耳穴治疗的刺激效应是通过大脑皮层来调节机体内外环境活动状态及脏腑机能，起到"调神提气"的作用。有的穴位有双重作用，如五脏六腑的穴位，均有双重调整作用。因为五脏六腑既有解剖生理功能，又有藏象经络学说的理论。因此在治疗中常获得多种"额外收获"。当治疗支气管哮喘时取肺穴治疗，治疗结果不但哮喘发作好转而且患者颈部神经性皮炎明显消退，大便秘结改变了。这是由于"肺主皮毛""肺与大肠相表里"的中医藏象经络学说，治疗一种病时其余的病症也相应得到了治疗。

神门、枕二穴都具有镇静、镇痛、安眠作用，主要是抑制作用，在临床上称

对穴、姐妹穴。因此，在治疗由于肝炎、肝炎后综合征、胃肠功能紊乱等疾病引起的腹胀时，勿用神门、枕二穴，以免对胃肠功能蠕动起到抑制作用，而加重腹胀。胁肋胀满等症，必须选择疏肝健脾、理气消胀的穴位，如：肝、腹胀区、脾、三焦、神经系统皮质下。当肝胃不和，又伴有失眠多梦时，应以舒肝和胃为主，中医认为"胃不和则卧不安"，如果仅治疗失眠多梦，往往达不到预期的效果。

肾和膀胱两穴虽然都主治泌尿系统疾病，但作用各异，"肾主水"，临床治疗观察到肾穴的利尿作用强，因此，肾炎、腹水、浮肿即水湿停留的患者以肾、脾、三焦、肺、内分泌穴为主。膀胱穴贮尿作用强，临床上对夜尿症、漏尿、尿频的治疗效果明显，可选用膀胱、脑垂体、尿道为主穴。

耳穴放血：耳尖放血、轮1~轮6选择与机体靠近部位放血及相应部位上扩张的血管放血，可以镇静止痛、消炎退热、降压、抗过敏、清醒脑目等。

第二节　耳穴配方归类

耳穴大致可分下列类型，每种类型耳穴都有其应用特点。需灵活掌握不同类型耳穴特定诊断、治疗特点，不但可以提高耳穴临床诊断准确率，而且可以提高疗效。

相应部位穴位：是反应与机体相对应的解剖穴位，是机体患病时反应点，在诊断中阳性反应点，有定位意义，在治疗疾病中是首选的要穴，为止痛要穴。

五脏六腑穴位：本属机体相对的五脏六腑解剖上的组织器官。从中医藏象经络的生理功能和病理反应又归中医脏腑经络系统，是以辨证施治为核心的中医理论体系。五脏六腑的穴位，在诊断上有一穴多病的反应，即一个穴位出现阳性反应点可反应多种疾病。要用中西医理论进行分析判断。在治疗中，五脏六腑穴位有一穴多治的功能，即一个穴位可治疗多种病。因此按脏腑经络辨证和现代医学的病因、病理和临床症状学综合分析后选用穴位。

神经系统穴位：是按神经功能及耳廓上脑神经、脊神经、交感神经支配的部位，所发生的病变部位取穴，神经系统穴位在诊断上常无明显的定位及定性意义，在治疗上根据神经反射系统及功能取穴可提高治疗效果。

内分泌系统穴位：内分泌腺体的相应部位，调整内分泌功能的三要穴是脑垂体、丘脑、内分泌，在耳穴诊断中对各个内分泌腺体病变有诊断参考意义，在治疗中有调整平衡机体内分泌的功能。

取穴配方，是把具有同类功能的有协同作用的耳穴组合在一起，便于临床应用，并可提高耳针治疗效果。现将耳穴的功能归纳综合成：

十止六对利五官，三抗一退调整三。

两补三健脑肝脾，催理降解利眠参。

一、十止

1. 止痛

耳穴对疼痛性疾病治疗效果最佳。对于耳穴镇痛的作用，有研究曾以刺激牙髓在脑干所引起的诱发电位，作为疼痛反应指标。观察电针兔耳"神门穴"对脑干诱发电位的影响，结果刺激后，丘脑后内侧腹核诱发电位增大。刺激中央被盖束后，诱发电位下降。这可能是牙髓刺激和神门穴的电刺激在脑干网状结构中互相制约，耳针神门穴刺激抑制了牙髓痛刺激的反应，提高了痛阈，表明神门穴具有镇痛作用。

取穴：取相应部位、神门。

相应部位：是治疗痛症疾患的首选穴。相应部位代表了机体患病后在耳廓相应反应的部位。当人体患病后，在耳廓相应的部位上会出现各种阳性反应。如低痛阈、皮肤电阻降低、变色、变形、丘疹、脱屑、血管充盈等，这些阳性反应，是耳穴诊断和治疗中的特定点。但相应部位是一笼统的概念，相应部位是不受耳穴名称限制的，疼痛的反应，有的可在耳穴名代表点处出现反应，有的却不是，可反应在相应部位的区域处。因此耳穴治疗时一定在相应部位区域上用耳穴电测仪探测出疼痛部位的反应点，选准相应部位点，是治疗痛症疾病的关键。

神门：是止痛要穴。

止痛穴位除相应部位、神门外，还有以下穴位：

腹部内脏疼痛疾患取交感穴：交感穴可缓解内脏平滑肌痉挛，因为内脏痛的传入神经是交感神经中C类纤维传导的，因此取交感穴可抑制痛刺激的传入，而解痉止痛。

软组织损伤取肝、脾：根据中医藏象学说，肝主筋、脾主肌、脾主四肢。取肝、脾可舒筋活络，解除肌肉之疼痛。

牙齿、骨骼疾患取肾：根据中医藏象学说，肾主骨，齿为骨之余。脊椎的退行性病变、牙齿松动等病可取肾穴。

2. 止晕

取穴：枕、晕点、肝、耳尖放血、外耳。

枕：是镇静止晕要穴。头晕、眩晕、晕车、晕船是首选穴。

晕点：是诊断和治疗晕症的特定穴。

肝：有止晕作用，《素问·至真要大论》篇曰："诸风掉眩，皆属于肝"，眩是眼花，晕是头晕，眩晕多为风火痰湿引起。无痰不作眩，当肝肾阴虚，气血不足时，血虚不能上荣于脑，痰浊中阻，可致清阳不升，浊阴不降而发眩晕。

耳尖放血：耳尖放血有镇静、降压、退热、消炎、抗过敏及清脑明目之作用。

外耳：有治疗头晕、偏头痛之作用，是经验用穴。

止晕除以上五个要穴外，还有以下几穴：

脑动脉硬化引起的头晕：取皮质下、心。

植物神经功能紊乱引起的头晕：取交感、皮质下。

梅尼埃病引起的头晕：取内耳、脾。

晕车、晕船、晕飞机：取贲门、内耳。

贫血引起的头晕：取膈、脾。

3. 止惊

取穴：脑干、枕、神门、肝、皮质下、枕小神经点、耳尖放血。

脑干：是镇静止惊要穴。

枕、神门：是镇静要穴。

肝：肝主疏泄，肝有镇惊熄风的作用。

皮质下：有调节大脑皮层功能的作用。

枕小神经点：有镇静止惊、通经活络的作用。

耳尖放血：有镇静、清脑明目的作用。

4. 止咳

取穴：相应部位、平喘穴、口、脑干、神门、枕、脾。

相应部位：依病变部位而定。引起咳嗽的病变部位多在咽喉、气管、支气管、肺四个穴位上。在治疗中应取耳穴相应部位的四穴。

平喘穴：是止咳止喘要穴。

口、脑干：口为经验用穴；脑干是镇静止咳要穴。

神门、枕：有镇静止咳的作用。

脾：有痰时可取脾，脾为生痰之源，肺为贮痰之器。脾虚湿困引起咳喘，脾可祛痰利湿。

5. 止喘

取穴：支气管、肺、平喘、交感、肾上腺、神门、枕。

支气管、肺：为相应部位取穴。支气管哮喘是由于抗原抗体的反应，导致可逆的组织变化。如毛细血管通透性增加，黏液分泌增多，平滑肌痉挛以及组织中、分泌物中、外周血液中的嗜酸性粒细胞增多，是支气管病变的主要病理特征。

平喘穴：是止喘要穴。

交感、肾上腺：可抑制黏膜的抗原抗体反应，抑制嗜酸性粒细胞转化或形成，使支气管扩张，肺通气量增加，缓解支气管平滑肌痉挛。

神门、枕：有镇静止咳止喘的作用。

（1）支气管哮喘：取风溪穴、内分泌，以抗过敏增加机体免疫力。

（2）支气管炎：耳尖放血、内分泌，以抗感染。

（3）虚喘：虚喘多为肾虚，肾虚不纳气则喘，肺为气之主，肾为气之根，肺肾同司气之出纳。肺气虚不能主气，肾气虚不能纳气，则气逆上而发病，故虚喘取肾穴。肺心病喘，取心、肾、皮质下。

心：心主血脉，可推动气血运行，提高心功能。

皮质下，可调节和改善心血管舒缩功能。

肾：肾阳虚，不能化水，水气凌心，可引起肺通气量不足而喘。取肾以交通心肾，水火相济而治喘。

6. 止痒

取穴：相应部位点刺放血，耳尖放血，肺、脾、心、神门、枕、风溪穴、膈。

相应部位点刺放血：对局限性皮肤病有良好的效果。

耳尖放血、风溪穴：有抗过敏止痒作用。

肺区点刺放血：对泛发性皮肤病有良好的效果。应在上下肺区点刺放血。

神门、枕、膈：有镇静止痒作用。

肺、脾：肺主皮毛，肺气虚则肤腠开，为风湿所乘，引起肤痒。脾喜燥恶湿。《素问·至真要大论》篇曰："诸湿肿满，皆属于脾"。内热则可引起脾气湿，脾气湿则肌肉生热，湿热相搏，身体皆生疮，故皮肤痒。五行学说中，肺属金，脾属土，取脾肺穴，以健脾利湿、补益肺气，称之为培土生金法。

心：《素问·至真要大论》篇曰："诸痛痒疮，皆属于心"。心主火，火为热之甚，热为火之微，热甚则疮痛，热微则疮痒。取心可泄火止痒。

7. 止鸣

取穴：内耳、外耳、耳鸣沟、三焦、胆、肾、颞。

内耳、外耳、耳鸣沟：为相应部位取穴。

三焦、胆：足少阳胆经、手少阳三焦经均循耳上头，肝胆火盛时可引起低音耳鸣，低音耳鸣可取胆、三焦，泻少阳经火热。

肾：肾开窍于耳，肾壮则脑健，肾虚则耳鸣。肾虚耳鸣时取肾。

颞：可调节听觉中枢功能，消除耳内噪音，提高听力。颞穴相当于听觉中枢在颞上回的投射部位，耳鸣是听觉紊乱，故取颞穴调节听觉功能。

8. 止吐

取穴：贲门、胃、枕、皮质下、神门。

贲门：贲门穴是止吐要穴，对呕吐及吞食性痉挛有明显效果。

胃：为相应部位取穴，有和胃降逆作用。

枕、神门：有镇静止吐作用。

皮质下：有调节胃肠功能的作用。

9. 止酸

取穴：交感、胃、肝。

交感：是止酸要穴，有抑制腺体分泌的作用。

胃、肝：为相应部位。肝主疏泄，肝胃不和，肝失疏泄，肝气犯胃时，可致胃气上逆、恶心、呕吐、反酸，取胃、肝可舒肝和胃，降逆止酸。

10. 止带

取穴：相应部位、肾、脾、三焦、肝、内分泌。

相应部位：白带多系炎症引起，如子宫内膜炎、宫颈炎、附件炎，因此治带症应依病变部位而取相应部位。

肾、脾、三焦、肝："诸带不离乎湿"。白带系因脾虚肝郁，脾气受损，运化失职，以致水谷精微不能上输生血，反聚为湿，流注下焦，伤及任脉，或肝郁生热，湿热下注，或肾气不足，下元亏损，封藏不固，使带脉约束无力，故致带下。取肾、脾、三焦、肝以补肾培元，健脾利气，利湿止带。

内分泌：有消炎作用，并可调节内分泌功能。

二、六对

1. 镇静、兴奋

镇静：

取穴：耳尖放血、神门、枕、皮质下、脑干、心。

耳尖放血、神门、枕、皮质下、脑干协同应用可加强镇静。

心：心为君主之官，心主神志。心穴有宁心安神作用。

兴奋：

取穴：额、内分泌、兴奋点、丘脑、缘中、肾上腺。

额、内分泌、兴奋点、丘脑、缘中、肾上腺六穴共有提高机体兴奋性之作用。是治疗嗜睡症、减肥的常用穴。

2. 降压、升压

降压：

取穴：降压点、神门、耳背降压沟、肝、肾、心、耳尖放血、额、枕、皮质下。

降压点：是诊断和治疗高血压的特定点。降压点放血比降压沟放血易操作，放血量多，降压效应好。

神门、耳背降压沟：是镇静、降压、止痛要穴。神门穴与耳背降压沟为相对应部位。高血压时耳背降压沟有阳性反应，取神门穴有降压作用。

肝、肾、心：高血压多为肝肾阴虚、肝阳上亢。肝藏血、心主血脉。心、肝能调节血容量，泻火平肝，肾能滋阴潜阳。

耳尖放血、额、枕：高血压多伴有头痛、头晕、头胀等症状。此三穴可清脑明目、镇痛、降压。

升压：

取穴：升压点、肾上腺、缘中、心、肝、肾、皮质下。

升压点：是诊断和治疗低血压的特定点。

肾上腺、缘中：可使外周毛细血管收缩，血管壁反应增高，血压升高。

心、肝、肾：心主血脉，取心以增强心肌功能，改善循环状态。肝藏血，调节血量。

近代生理学和化学研究证明，刺激肾穴可影响肾素-血管紧张素系统。血管紧张素又可刺激肾上腺皮质分泌醛固酮，醛固酮分泌增多，可以引起钠水潴留，促使血容量增加，血压升高。

皮质下：调节心血管舒缩功能，可双向调节维持血压正常状态。

3. 降率、强心

降率：

取穴：降率穴、皮质下、心、神门、枕。

降率穴：又称心脏点，对阵发性心动过速、室早、房早、心律不齐有调整作用。

皮质下：有调整心律及心血管舒缩功能作用。

心：为相应部位。

神门、枕：有镇静、稳定心率的作用。

强心：

取穴：交感、肾上腺、缘中、皮质下、心。

交感、肾上腺、缘中：可使心跳加快加强。常用于窦性心动过缓及传导阻滞。

皮质下：有调整心律作用。

心：为相应部位。

4. 止血、活血

止血：

取穴：肾上腺、缘中、膈、脾、相应部位。

肾上腺、缘中：对毛细血管有收缩作用。

膈：为经验用穴。

脾：脾统血，脾气虚不能统摄血液，可致出血。

肾上腺、缘中、膈、脾是耳穴中止血要穴。

相应部位：依出血病变部位而取。

活血：

取穴：交感、心、肝、肺、热穴、心血管系统皮质下、相应部位。

交感：调节血管舒缩功能，以舒张血管为主，可改善肢体血流量。

心、肝、肺：心主血脉，肝藏血，肺主气，肺朝百脉，气为血之帅，血为气之母。气行血亦行，气滞血亦滞。因此，心、肝、肺能疏通经脉，活血化瘀，止痛。

热穴：增加肢体血流量，提高皮肤温度。

心血管系统皮质下：调节血管舒缩功能，以扩张血管为主。此穴对心血管系统疾病、外周血管病、颈椎病、肢体麻木，治疗效果尤佳。可改善血液循环，提高皮温，即活血通络。由于此穴可起到类似针灸、刺法"烧山火"的作用。因此心血管系统皮质下、热穴、枕小神经点三穴称之"致热穴"，是治疗血管病，"痹证"的主穴。

5. 利尿、止遗

利尿：

取穴：肾、脾、肺、三焦、内分泌、相应部位。

肾：肾主水，肾中阳气，为一身阳气之根，肾中阳气具有促进水液代谢作用。

脾："诸湿肿满，皆属于脾"，脾有运化水湿作用。

肺：肺主肃降，通调水道，肺为水之上源，有促进和维持水液代谢平衡作用。

三焦："三焦者，决渎之官，水道出焉"。三焦有化气输精、通调水道作用。

内分泌：内分泌腺分泌的活性物质，有调节水盐代谢作用。

相应部位：依水湿停留部位取穴。

止遗：

取穴：膀胱、缘中、尿道。

膀胱：贮尿作用。

缘中：是脑垂体代表区，脑垂体后叶贮存抗利尿素，抗利尿素可使尿量生成减少。

尿道：增强条件反射，即固本培元作用。

（1）夜尿症：可加额、兴奋点。

额、兴奋点：可降低激醒阈值，提高大脑皮层对初级排尿中枢的抑制能力。

（2）脊髓外伤病变或骨性病变引起的遗尿，取穴应加相应部位——腰骶椎。支配膀胱和尿道的神经，盆神经、腹下神经、阴部神经其传入神经纤维和传出神经纤维，来自腰骶部脊髓的灰质侧角，因此治疗时，取排尿反射的初级中枢所在部位对应穴位腰骶椎。

（3）神经性膀胱炎、尿频：可取枕、神经系统皮质下。枕有镇静、贮尿作用。神经系统皮质下有调节大脑皮层功能作用。

6. 通便、止泻

通便：

取穴：大肠、脾、三焦、腹、肺、皮质下、便秘点、艇中。

大肠：大肠主传导糟粕，有清热洁腑、通便之功。

脾：脾主运化，脾穴可增加胃肠道消化运动功能，可以理气消胀通便。

三焦：有化气输精作用。

腹、艇中：增强肠蠕动，加强下腹部排便之功。

肺：肺主肃降，肺与大肠相表里，肺穴可增加排便之功。

消化系统、皮质下：可调节胃肠道消化功能。

止泻：

取穴：直肠、大肠、脾、耳尖放血；神门、枕、内分泌。

直肠、大肠：为相应部位。可调理胃肠道蠕动功能。

脾："脾气宜升"。脾气虚、运化功能失调，可致腹胀、便秘，泄泻等。取脾穴以补中益气、温运脾土止泻。

耳尖放血：消炎镇静。

神门、枕：镇静以抑制肠道蠕动。

内分泌：消炎止痛。

（1）过敏性结肠炎：在治疗时需加风溪穴、皮质下，以抗过敏，调节消化功能。

（2）慢性痢疾：在治疗时需加肾上腺、耳尖放血，以消炎、促使毒性物质排出。

三、利五官

1. 利咽

取穴：咽喉、口、气管、肺、内分泌。

咽喉、口：为相应部位，可使感传直趋病所，以气至病除，达到利咽之目的。

气管：是诊断和治疗咽喉疾患的特定穴。

肺：肺主气、司呼吸，肺主宣发和肃降，可疏风解表、除痰、利咽。

内分泌：消炎，根据临床验证内分泌有生津滋润咽喉之功。

（1）急性咽喉炎：取神门、耳尖放血，以消肿、利咽、止痛。

（2）扁桃体炎：取神门、耳尖放血、扁桃体，以消肿、止痛。

（3）声音嘶哑：取脾、声带，脾主肌、主运化，脾气宜升，脾开窍于口，脾有健脾生肌之功。治疗时加脾穴，通过经络和输布营养直达病变组织加快病变组织的恢复和再生。

（4）梅核气：取肝、皮质下、食道。梅核气发病与精神因素有关。取肝以解郁舒肝；皮质下以稳定植物神经功能；食道穴是治梅核气的经验要穴。

2. 明目

取穴：耳尖放血、肾、肝、眼、目2。

耳尖放血：清脑明目作用。

肝、肾：五轮学说："角膜属肝，瞳孔属肾"，《素问·五脏生成》篇曰"肝受血而能视"，肝经通于目，肝开窍于目，故明目穴以肝、肾为主。以补肾养肝，活血益目。

（1）近视眼：加取脾穴、交感以缓解睫状肌之痉挛，调节屈光度。

（2）急性结膜炎：加取肺穴，五轮学说曰："结膜属肺"。取肺以清热解毒，通经止痛。

（3）内外眦睑缘炎：加取心、脾穴。五轮学说曰："内外眦属心，眼睑属脾。"以泻火解毒。

3. 助听

取穴：内耳、外耳、肾、三焦、胆、颞。

内耳、外耳：为相应部位，可提高听力。

肾、三焦、胆：三焦经、胆经均循耳上头入耳中。肾开窍于耳，耳听觉功能依赖于肾的精气滋养，肾藏精，肾的精气充足，听觉才灵敏，肾的精气不足，则会听力下降，故取肾、三焦、胆三穴以提高听力。

颞：相当听觉中枢所在。取颞穴可增强听觉中枢对听神经功能的调节，提高听觉中枢对声音的感觉和分析能力，促使处于可逆的病理细胞的逆转。

4. 鼻通

取穴：内鼻、肺、外耳。

内鼻：为相应部位。

肺：《灵枢·脉度》篇说："肺气通于鼻"，《素问·阴阳应象大论》篇说："在脏为肺，在窍为鼻""肺主鼻"。肺开窍于鼻，肺气不利，鼻不通，嗅觉失灵。治鼻病必取肺穴。

外耳：有鼻通作用，为经验用穴。

感冒、鼻塞流涕：加取耳尖放血、肾上腺、风溪穴。

过敏性鼻炎：加取风溪穴、内分泌、肾上腺、耳尖放血。

肥大性鼻炎：加取肾上腺、膈。

萎缩性鼻炎：加取内分泌、脾。

5. 美容

取穴：面颊及相应部位、肺、脾、肝、内分泌。

面颊、相应部位点刺放血：以激发经络感传，使气血运行通畅，肌肤营养得到改善，炎症消退，色素代谢正常，保持细胞的完整性。

肺、脾、肝：以疏风解表，健脾利湿，益气养血，润肤止痒。

内分泌：色素代谢性皮肤病、痤疮等病，与内分泌功能有关。内分泌既可调节内分泌功能，并可抗感染，使病理状态得到改善。

（1）面部美容基本用穴，以面颊及相应部位点刺放血，肺、脾、肝、内分泌为主穴。影响面部美容的疾病很多，在临床治疗中，应依病症辨证加减。

（2）炎症性疾病：如扁平疣、痤疮、玫瑰痤疮、酒糟鼻以清热解毒为主，加取肾上腺、大肠穴、耳尖放血。

（3）色素性疾病：如黄褐斑、白癜风以调节脑垂体、内分泌功能、色素代谢为主，加取缘中、肾上腺穴。

（4）神经功能失调疾病：如泛发性神经性皮炎，以调节大脑皮层的兴奋和抑制功能，稳定情绪，镇静止痒为主，加取皮质下、枕、神门穴。

（5）脂代谢性疾病：如脂溢性皮炎、脂溢性脱发，以调节皮脂腺代谢，抑制皮脂腺分泌为主，加取胰、肾、小肠穴。

（6）变态反应性疾病：如接触性皮炎、荨麻疹，以脱敏提高机体免疫力为原则，加取风溪穴、肾上腺、耳尖放血。

四、三抗

1. 抗过敏

取穴：耳尖放血、风溪穴、内分泌、肾上腺、肝、相应部位。

耳尖放血：抗过敏要穴。

风溪：是诊断和治疗过敏性疾病的特定点，可提高机体自身免疫功能。

肾上腺、内分泌：过敏性疾病是过敏原和过敏抗体结合影响细胞的正常代谢，机体出现毛细血管扩张，通透性增高和平滑肌痉挛等表现。而内分泌穴可增加内分泌腺体，分泌各种激素，如肾上腺皮质激素，可以阻止细胞释放组胺，抑制毛细血管的渗出，抑制黏膜、皮肤的抗原抗体反应，抑制抗体的形成，增加抗过敏作用。

肝：肝性属风，一些过敏性疾病，为风邪入侵，取肝以疏风解表。

相应部位：耳尖、风溪、内分泌、肾上腺是抗过敏要穴，而过敏性疾病的病种很多，所以应依过敏性疾病病变部位取相应部位。

2. 抗感染

取穴：耳尖放血、轮1~轮6放血、肾上腺、内分泌、神门、相应部位。

耳尖放血、轮1~轮6放血：有清热、解毒、镇静、止痛作用。

肾上腺、内分泌：可促进肾上腺髓质和皮质的分泌功能，抗御外来毒素的侵害，增加机体的抗毒机能，抑制炎性的渗出，抑制毛细血管的渗出，能拮抗透明质酸酶，使炎症得以控制。

神门：有消炎作用。

相应部位：直接作用病所，促使炎症消退。

耳穴治疗炎症性疾病有明显作用。观察25例扁桃体炎患者，均有疼痛、扁桃体肿大、表面有脓点，体温在38℃~40.2℃，白细胞总数11000~16000/立方毫米。经耳穴治疗，结果9例4小时体温恢复正常；14例32小时体温恢复正常。平均3天治愈。另有用耳针治疗化脓性中耳炎34例，共51只耳，经过2~23次治疗，治愈率86.3%，总有效率94.1%，其中单纯型治愈率95.4%。有人治疗120例腮腺炎，总有效率96.67%，对照组81.67%。治愈天数，实验组平均3.85天，对照组平均13天。耳针治疗本病在时间上优于药物组。耳穴治疗抗感染作用是通过调动机体的防御反应起作用的，可以调动各种免疫因素，使谷胱甘肽下降，黏蛋白含量下降，丙种球蛋白升高，从而加强了防御功能。

3. 抗风湿

取穴：耳尖放血、肾上腺、内分泌、肾、肝、脾、三焦、相应部位。

耳尖放血：退热消炎、镇静止痛、抗过敏作用。

肾上腺、内分泌：有抗炎和抗渗出作用，可以减少组织的破坏，减少渗出，防止粘连，改善周身情况。

肾、肝、脾、三焦："肾主骨"、"肝主筋"、"脾主肌，《金匮要略》说"腰者是三焦通会元真之处，为血气所在"。三焦能使来自水谷之精微、气血津液得以周流于肌肤与脏腑之间。《灵枢·痈疽》篇有"肠胃受谷、上焦出气，以温分肉，而养骨节，通腠理"。因此风湿病取：肾、肝、脾、三焦四穴。

相应部位：依风湿损害的部位取耳穴。

近年来，大量的临床实践和实验研究资料表明，耳针能增加机体免疫功能，增加白细胞的吞噬指数，以及调整网状内皮系统的吞噬功能，从而抑制链球菌的感染，促使风湿病灶的恢复、稳定及消退。

五、一退

退烧

取穴：耳尖、屏尖、肾上腺三点放血、交感、丘脑、肺、枕、内分泌、相应部位。

耳尖、屏尖、肾上腺三点放血：有良好的清热、解毒作用。

丘脑、交感：丘脑下部对植物神经有调节作用，现在认为丘脑下部不是单纯的交感、副交感中枢，它既是调节内脏活动的较高级中枢，又是调节内分泌活动的较高级中枢，可调节体温、摄食、水平衡、内分泌情绪反应等重要生理过程。丘脑下部有体温调节中枢，可通过产热、散热活动使体温保持相对恒定。交感能调节植物神经，使血管舒张而达散热之目的。

肺："肺主腠理，司开合"。刺激肺可通过皮肤黏膜，呼吸而散热。

枕：镇静退热。

内分泌：可通过垂体—肾上腺皮质系统，调节机体防御功能，而达到抗炎和抗渗出的作用。

相应部位：依病变部位取相应耳穴。

六、调整三

1.调节植物神经功能

取穴：交感、丘脑、皮质下、心、肾、神门、枕。

交感、丘脑、皮质下：耳穴与躯体的关系是通过交感神经调节的，耳廓血管壁与血管之间有大量的交感神经纤维分布。耳穴皮肤与内脏组织间的联系是通过交感神经轴突反射来完成。针刺耳穴在影响中枢神经系统机能状态的同时，一方面通过丘脑系统调节交感、副交感神经，影响机体的平衡和营养状况；另一方面通过垂体系统影响体液中激素动态平衡，激发体内非特异性防御反应而作用于机体。因此，调节植物神经功能以交感、丘脑、皮质下为主。

心、肾：心藏神，《素问·灵兰秘典论》篇说："心者，君主之官也，神明出焉"。心主宰一切精神意识思维。心阴不足可出现植物神经功能紊乱，心阳不足可出现大脑皮层功能衰弱。心主火，肾主水，水火相济，人体精神活动、内脏功能得以调节，恢复常态。

神门、枕：有镇静之功能。

2. 调节内分泌

取穴：内分泌、缘中、丘脑、肾、肝、相应部位。

内分泌、缘中、丘脑：是调节内分泌活动的主要穴位。耳穴中有特定的内分泌穴，可保持内分泌水平相对稳定，从而维持机体内环境理化因素相对稳定。内分泌腺体所分泌的活性物质，通过血液运输，作用于某些细胞组织来实现调节功能。缘中是脑垂体的代表区，脑垂体是内分泌系统中极为重要的腺体。它不仅分泌多种调节机体基本机能的激素，而且分泌一些调节其他内分泌腺活动的"促激素"。丘脑既是植物性神经较高级的中枢，又是调节内分泌活动的较高级中枢。下丘脑分泌释放激素，可促进腺垂体分泌某种促激素，脑垂体的促激素又促进内分泌靶腺分泌激素，机体可进行"反馈"性自我调节，来保持机体机能的完整性。当内分泌功能失调或某一个内分泌腺患病时，可取内分泌、丘脑、缘中进行调节。

肾、肝：肾藏精，肝藏血，精血互生，肝肾同源，肝与肾可调节内分泌功能。

相应部位：依某腺体病变、功能紊乱的部位而取穴，以调节其内分泌腺之功能。

3. 调经

取穴：内分泌、缘中、丘脑、卵巢、肾、肝、内生殖器。

内分泌、缘中、丘脑、卵巢、内生殖器：自青春期到绝经期为止，除妊娠和哺乳期外，每月都有子宫内膜的周期性变化。子宫内膜的变化是直接受卵巢分泌的激素控制的，它也是卵巢、腺垂体、下丘脑分泌的几种激素相互作用的结果。当卵巢、腺垂体、丘脑下部某一些功能紊乱时即可影响子宫内膜规律性的变化而出现月经紊乱，因此，调经以内分泌、缘中、丘脑、卵巢、内生殖器五穴为主。

肾、肝：肾主胞宫，固冲任，肝肾不足可出现冲任失调，取肝、肾以滋补肝肾，养血调经。

月经过少、闭经：加取兴奋穴、心血管系统皮质下、交感以活血通脉。

月经过多、功能性子宫出血：加取膈、肾上腺、脾以固元止血。

痛经：加取腹、艇中、神门以镇静止痛。

七、两补

1. 补肾

取穴：肾、肝、心、内分泌、缘中、丘脑、肾上腺。

肾：肾为先天之本、肾藏精、肾主命门相火为生命之根本，肾阴虚证，可见遗精、耳鸣、腰痛或腰腿酸软，肾阴不足可至肝火亢盛，并可上灼肺金，夜间盗汗、消瘦等。肾阳虚而心火上炎导致心神不安等症。肾阳虚，精气不能摄纳，出现早泄、阳痿、腰酸肢冷。肾阳不足不能化水，水湿停留，出现小便不利、身重、腹部胀满。肾阳虚弱不能温运脾土，不能纳气，可出现一系列病症。

补肾：以肾穴为主。配以肝、心，以补肾固精，滋阴壮阳。

内分泌、缘中、丘脑、肾上腺：肾虚主要表现为性机能失调，而性机能又受内分泌的调节，肾上腺的皮质是人体内很重要的内分泌腺之一。它参与调节人体的物质代谢，机体的生长、发育，增强机体对外来各种有害刺激的耐受力。肾虚（肾病、肾上腺皮质机能障碍）补肾取内分泌、缘中、丘脑、肾上腺以调节内分泌代谢活动，调整丘脑、垂体、肾上腺皮质功能。

祖国医学中对"肾虚"的本质，有了新的认识，发现支气管哮喘、红斑狼疮、神经衰弱、功能性子宫出血、妊娠毒血症、冠心病等疾病，发展到一定阶段时，大多数有"肾虚"的症状。凡辨证为"肾阳虚"者，尿中17-羟皮质类固醇的含量都降低，用静脉滴注ACTH后，检查尿中17、羟皮质类固醇含量的方法，也发现肾阳虚病人的肾上腺皮质对注入的ACTH的反应性降低。这类病人经用补肾疗法，给"温补肾阳"药物治疗后，在治疗的第一周末尿中17-羟皮质类固醇含量已恢复正常值。经补"肾"治疗后的病人对ACTH刺激试验的反应一般恢复正常。说明祖国医学藏象理论中"肾"的概念，与丘脑下部——腺垂体——肾上腺皮质系统机能有密切关系。因此在耳穴治疗中，补肾一定以肾穴、丘脑、缘中、肾上腺为主，调整垂体——肾上腺皮质功能。

（2）补血

取穴；脾、胃、肾、三焦、心，肝、肾上腺。

脾、胃：人体内血液的来源是食物中的营养成分，但必须经过脾的运化，才能化为血液。脾虚时不能化生血液而贫血，脾为后天之本，胃为"水谷之海"，因此补血必须健脾胃，助运化、化生血。

肾："肾主骨生髓"，再生障碍性贫血，是骨髓象呈现增生不良，目前认为血液中存在一种能刺激造血器官生成红细胞的激素——促红细胞生成素主要来自肾脏。促红细胞生成素对红细胞生成有选择性的促进作用，是对骨髓直接作用的结果。继发性贫血是由于促红细胞生成素不足，因此取肾穴以壮骨生髓。

三焦：可腐熟水谷，吸取精华，以生化血气，滋养全身，《灵枢·决气》篇说："中焦受气，取汁变化而赤，是谓血"。取三焦以疏通血液，濡养全身。

心：是血液循环的主要器官，心主血脉，可推动血液周流全身，循环不息，供给全身之营养。

肾上腺：可激发皮质激素，使网织红细胞上升，血红蛋白上升，刺激骨髓造血。

八、三健

1. 健脑

取穴：心、肾、脑、丘脑、缘中、皮质下、额。

心、肾：《灵枢·邪客》篇记载："心者，五脏六腑之大主也，精神之所舍也"。《素问·宣明五气论》又说；"心者，生之本，神之变也"。"心为君主之官"，主宰一切精神意识。《灵枢·本神》篇说；"肾藏精、精舍志"。《中藏经》说："肾者精神之舍，性命之根"。《素问·五脏生成》篇有"诸髓者，皆属于脑，"《灵枢·海论》篇有"脑为髓之海"。脑既是诸髓的会合，而髓又资生于肾。由此可知，"肾充则髓实"，肾气的盛衰，关系到脑力的强弱，因此健脑一定补心、肾。

脑：为相应部位。按"感传所及，主治所在"的原则取此穴。

丘脑、缘中：针刺镇痛可使大白鼠丘脑内乙酰胆碱含量增加，认为乙酰胆碱与记忆有关，记忆和血管升压素有关，患严重健忘症的病人，只要在鼻腔内喷几滴加压素，就能增加记忆。因此健脑可用丘脑、缘中。

皮质下、额：远事记忆的生化反应发生在大脑皮层，特别是额叶和颞叶，神经系统对机体机能的最高调节机构都在大脑皮层，因此取皮质下、额以健脑，增强调节功能。

2. 养肝血

取穴：肝、肾、三焦、脾，内分泌、皮质下、相应部位。

肝、肾：肝虚证大多是血液衰少或肾水不足，不能涵木所引起，主要症状：耳鸣、眩晕、肝血虚不能营养筋脉，可见筋挛拘急，或者肢体麻木不仁，指甲枯而青，有时发生头晕欲仆等征象，因此取肝、肾以滋阴潜阳。

三焦：《中藏经》说："三焦者，人之三元之气也，号曰中清之府，总领五脏六腑，营卫经络，内外左右上下之气也，三焦通，则内外左右上下皆通，其于周身灌体，和内调外，营左养右，宣上导下，莫大于此也。"由此可知三焦主呼吸出纳，营卫循环，消化转输，生化血气，滋养全身。

脾：脾主运化，脾为后天之本，可健脾胃、益肝血。

内分泌：亦是生理机能的调节系统之一，可维持机体内环境理化因素的相对稳定。

皮质下：可调节机体各脏腑消化功能。

内分泌、皮质下两穴可维持机体的正常生理活动，即祖国中医学所说："行血气，通阴阳"，使脏腑组织之间内外相互协调。

相应部位：依病症部位取穴。

3. 健脾助运

取穴：脾、胃、小肠、胰、内分泌、皮质下、口。

脾、胃：脾主运化，胃主受纳，脾运化失常，可见饮食不化，二便失调，腹部胀满或四肢无力，肢体消瘦等症。取脾、胃可促使消化吸收功能改善，提高代谢功能。

小肠、胰：《素问·灵兰秘典论》篇说："小肠者，受盛之官，化物出焉"。小肠主要消化吸收各种主要营养物质。糖类、蛋白质和脂肪，大部分在十二指肠和空肠吸收。胆盐和维生素B_{12}在回肠吸收。水分和电解质也在肠腔内吸收。胰是兼有内分泌和外分泌功能的腺体，胰腺的内分泌功能主要参与糖代谢调节；胰腺的外分泌物质称胰液，胰液中有消化酶，如胰淀粉酶、胰脂肪酶、胰蛋白酶和糜蛋白酶，正常胰液中还含有核糖核酸酶、脱氧核糖核酸酶和羟基肽酶等。胰腺中的胰液，具有很强的消化能力。因此，脾虚的患者，纳呆消瘦、乏力等，均可取小肠、胰穴，提高消化代谢功能。

内分泌、皮质下：可调节机体消化吸收功能。

口：有促进食欲，清除疲劳之功能。

此组穴位对于饮食失节、停滞不化、吸收不良的小儿消化性疾病尤其有效。

九、催、理、降、解、利、眠、收

1. 催乳

取穴：乳腺、缘中、内分泌、丘脑、肝、胃。

乳腺：为相应部位取穴。

缘中、内分泌、丘脑、腺垂体：可以分泌多种激素，如生长素、生乳素等。而且还分泌一些调节其他内分泌腺活动的促激素等。丘脑下部还分泌催乳素释放激素，促进催乳素的释放，因此当哺乳期乳汁分泌不足时，可取缘中、内分泌、丘脑三穴以促进乳汁分泌。

肝、胃：乳房为足厥阴肝经和足阳明胃经所经过，耳肝穴，可疏肝调血，取胃穴可通经活血，以助催乳。

2. 理气消胀

取穴：腹胀区、腹、肝、脾、胃、三焦、肺、皮质下、大肠。

腹胀区、腹：为相应部位取穴。腹胀区是诊断和治疗腹胀的要穴。

肝、脾、胃："肝主疏泄"、"脾主运化"，胃为"后天之本"，"人以胃气为本"，当肝气太过，肝气横逆，可伤及脾胃，脾虚失运，胃阳不足，腹部胀满，取肝、脾、胃三穴以疏肝理气、健脾助运、和胃降逆。

三焦：职司一身之气化，三焦的气化功能失常，引起气逆腹满，故取三焦以化气输精。

肺、大肠："肺主气"、"肺主宣发和肃降"、"诸气者，皆属于肺"。肺与大肠经互为表里，有清泻腑实作用，取肺、大肠亦可理气消胀。

3. 降糖

取穴：胰腺点、胰、内分泌、缘中、丘脑、皮质下、口、渴点、三焦。

胰腺点：是诊断和治疗糖尿病的特定穴。

胰、丘脑、内分泌、缘中：胰岛素是胰腺的 β 细胞分泌的，胰岛素缺乏时引起明显代谢障碍，血糖水平升高，大量糖从尿中排出，发生糖尿病。中枢神经系统中，丘脑下部有调节胰岛素分泌的中心，因此糖尿病取穴以丘脑、内分泌、缘中、胰为主。

皮质下：调节机体各个脏腑组织器官功能，调节胰岛素分泌代谢功能以降糖。

口、渴点：烦渴时，可取口，以升津止渴。

三焦：有气化作用，更重要的是，三焦穴又是舌咽神经、面神经、迷走神经刺激点。

近代实验观察，交感神经兴奋时，通过受体的作用抑制胰岛素的分泌，电刺激支配胰岛的迷走神经使胰岛素分泌增加，因此，取三焦穴，即迷走神经刺激点。

4. 解痉

取穴：相应部位、交感、皮质下、神门。

相应部位：痉挛性疼痛的疾病，如胃痉挛、肠痉挛、泌尿系结石、肝、胆管及胆囊结石、肠道蛔虫症，均以相应部位取穴为主，使经络信息感传，直趋病所，改善及缓解痉挛性疼痛。

交感：是内脏止痛要穴，内脏疼痛的传入神经主要是交感神经，是交感神经中的 C 类纤维传导的，刺激交感穴的传入信息可通过神经系统，对伤害性刺激传入信息产生抑制，使机体对痛刺激引起的感觉和反应受到抑制，内脏平滑肌痉挛状况得到缓解，提高痛阈值。

皮质下：调节大脑皮层兴奋和抑制功能。

神门：止痛要穴。

5. 利胆

取穴：胆、胆道、肝、肩背穴、三焦、十二指肠、皮质下、内分泌。

胆、胆道：为相应部位取穴，刺激相应部位可使胆囊收缩，胆汁的分泌增加，可消炎利胆，有排石之功能。

肩背穴：胆囊炎、胆道感染、胆石症可出现体表部位的牵涉痛，因为支配牵涉痛的体表部位和患病的内脏传入神经纤维起自相同脊髓节段，然后向上传递，最后上达丘脑、皮质。最近有人认为进入脊髓的内脏传入神经C纤维，可使二级神经元的突触开放，使到达该处的体表感觉冲动，Aδ纤维容易通过，从而出现同一脊髓节段躯体感觉的刺激阈值降低，并在该处形成过敏区，因此取肩背穴亦可消炎利胆排石。

肝：肝胆经络相表里，肝胆经络布于胁肋，因此取肝穴可舒肝利胆。

三焦、皮质下、内分泌、胰、十二指肠：胆汁的分泌和排出的调节，是受神经和体液因素控制的，迷走神经可通过释放乙酰胆碱直接作用于细胞，增加其胆汁分泌，并引起胆囊收缩，还可通过释放促胃液素而引起肝、胆汁的分泌增加。体液中胆囊收缩素——促胰酶素，通过血液循环兴奋胆囊，引起胆囊的强烈收缩和奥迪氏括约肌的舒张。三焦穴既可有气化作用，又是迷走神经的刺激点，使胆汁分泌增加。皮质下可调节胆囊收缩功能。内分泌可促机体分泌促胃液素，促十二指肠黏膜释放促胰酶素。促小肠上皮黏膜分泌胆囊收缩素——促胰酶素，以利胆排石。

通过耳穴研究，针灸耳穴治疗胆石症的机理可能与胆囊收缩，胆汁分泌增加，胆汁冲击胆管，奥迪括约肌松弛有关。有人用动物做试验，在全麻下测狗的胆总管压力，然后针刺阳陵泉、胆囊穴、耳穴交感、胆，通电2分钟后，胆总管内压力上升，胆囊迅速收缩，排空。针刺后按揉耳穴，胆总管压力又上升，停按后则下降，再按再上升，说明耳穴可使胆囊收缩，迅速排空。

6. 安眠

取穴：神门、肾、心、皮质下、枕、神经衰弱区、垂前、耳尖放血。

耳尖放血、神门、枕：镇静安眠。

心、肾："心藏神"、"心主神明"，取心穴能宁心安神。肾主骨生髓，脑为髓之海，取肾有补脑安神之功。心属火，肾属水，心肾相配，水火相济，能阴阳调和。

神经衰弱区、垂前：是治疗神经衰弱的两个主穴，神经衰弱区是诊断和治疗入睡慢、多梦的特定穴；垂前是诊断和治疗睡眠浅、睡眠时间短、易醒、早醒、醒后不易入睡的特定穴；神经衰弱重症时，两穴同时相配，耳廓前后对应取穴，可使疗效增强。

皮质下：神经衰弱是大脑皮层兴奋和抑制功能失调，神经系统皮质下有调节大脑皮层兴奋和抑制功能。

神经衰弱在临床上可表现各种证候，应依证加减。

肝郁气滞证：加取肝穴，以疏肝理气，滋阴泻火。

心虚胆怯证：加取胆、肝，以疏肝利胆，宁神定志。

心脾两虚证：加取脾穴，以补养心脾，养血安神。

胃失和降证：加取胃、脾，以健脾益气，和胃降逆。

7. 收敛汗液

取穴：心、交感、皮质下、丘脑、肾上腺、相应部位。

心："心主血脉""汗为血之余""汗为心之液"，当心阳虚时可自汗，心阴虚时可盗汗，因此取心穴为固涩止汗。

交感：多汗症为植物神经功能紊乱，汗腺受交感神经支配，因此交感神经可调节汗腺活动。

皮质下、丘脑、肾上腺：中枢神经系统中，下自脊髓，上到大脑皮质，都有发汗中枢存在，通常认为，正常情况下，主要的发汗中枢在丘脑下部。面部、手、足部的汗腺也有一些受肾上腺素能纤维支配，所以当情绪激动，交感神经系统的肾上腺素使纤维兴奋时，可出现手、足及额等部位发汗。因此取丘脑、皮质下、肾上腺可调节汗腺活动。

相应部位：依多汗部位取相应部位，以收敛汗液。

耳穴功能归类表

耳穴功能		取穴	耳穴功能		取穴
十止	止痛	相应部位、神门、腹部，内脏疼痛疾患加交感，软组织损伤加肝、脾，牙齿、骨骼疾患加肾	六对	镇静	耳尖放血、神门，枕、皮质下、脑干、心
	止晕	枕、晕点、肝、耳尖放血，外耳脑动脉硬化引起的头晕加皮质下、心，植物神经功能紊乱引起的头晕加交感、皮质下，美尼尔综合征引起的头晕加内耳、膈，晕车、晕船、晕机加贲门、内耳，贫血引起的头晕加膈、脾		兴奋	额、内分泌、兴奋点、丘脑、缘中、肾上腺
				降压	降压点、神门、肝、肾、心、耳尖放血、额、枕、皮质下
	止惊	脑干、枕、神门、肝、皮质下、枕小神经点、耳尖放血		升压	升压点、肾上腺、缘中、心、肝、肾、皮质下
	止咳	相应部位、平喘、口、脑干、神门、枕、脾		降率	降率穴、皮质下、心、神门、枕
	止喘	支气管、肺、平喘、交感、肾上腺、神门、枕，支气管哮喘加风溪、内分泌，喘息性支气管炎加耳尖放血、内分泌，虚喘加肾，肺心病喘加心、肾、皮质下		强心	交感、肾上腺、缘中、皮质下、心
				止血	肾上腺、缘中、膈、脾、相应部位
				活血	交感、心、肝、肺、皮质下、相应部位
	止痒	相应部位点刺放血、耳尖放血、肺、脾、心、神门、枕、风溪、膈		利尿	肾、脾、肺、三焦、内分泌、相应部位

续表

耳穴功能		取穴	耳穴功能		取穴
十止	止鸣	内耳、外耳、耳鸣沟、三焦、胆、肾、颞	六对	止遗	膀胱、耳中、缘中、尿道，夜尿症加额、兴奋点，脊髓外伤病变或骨性病变引起遗尿加相应部位、腰骶椎，神经性尿频加膀胱、神经系统皮质下、枕
	止吐	贲门、胃、枕、皮质下、神门		通便	大肠、脾、三焦、腹、肺、皮质下、艇中
	止酸	交感、胃、肝		止泻	直肠、大肠、脾、耳尖放血、神门、枕、内分泌，过敏性结肠炎加风溪，皮质下慢性痢疾加肾上腺、耳尖放血
	止带	相应部位、肾、脾、三焦、肝、内分泌			

第三节　耳穴治疗方法

耳穴治疗发展至今有30多种方法，常用的有按摩法、毫针法、埋针法、压豆法等，部分治疗方法结合了现代技术如激光、电流、注射等方法，以期协同刺激耳穴获得更好的疗效，以下介绍15种实用的耳穴治疗方法：毫针法、埋针法、耳压法、放血法、割治敷药法、电针法、水针法、磁疗法、光针法、灸法、按摩法、贴膏法、梅花针法、耳穴振荡法、超声耳针法。

一、毫针法

耳穴毫针法是应用毫针在相应的耳穴上针刺以治疗疾病的方法。

（一）优点

毫针法十分常用，疗效比较明显，起效迅速，对于一些急性的病症有较好的刺激作用。

（二）准备工作

1. 准备材料

耳毫针，长1cm。短毫针，长1.5~3cm。选取合适的针具，检查针身是否弯曲，针尖是否钝拙、倒钩、损坏等，如发现针具不合要求时应及时更换，防止因针具不合要求引发不良事故。

2. 工具消毒

针具使用前必须消毒，高压消毒或置于水中煮沸。急用时可用75%酒精擦拭针具，再置于酒精灯内焰上快速移动，最后再以酒精擦拭。

3. 患者准备

患者应放松，取坐位或卧位。

（三）操作步骤

1. 消毒

先用棉球或者棉签蘸取2%碘酒在耳穴部位进行局部消毒，再用75%酒精脱碘。

2. 进针速度

左手固定耳廓，右手持针对准穴位，迅速刺入或者慢慢捻转针柄旋转刺入。

3. 进针角度

根据穴位位置和治疗目的选择直刺、斜刺、横刺。直刺是使针体和皮肤垂直90°刺入，多用于针刺皮肤充分暴露无阻碍的穴位。斜刺是使针体和皮肤倾斜45°刺入，多用于针刺皮肤部位暴露不全的穴位。横刺是使针体和皮肤倾斜15°刺入，多用于需要透刺的穴位。

4. 进针深度

根据病人的针感和穴位位置选择刺入皮层、刺入软骨、刺过软骨不透对侧皮肤。刺入皮层进针最浅，透过皮肤刺入皮下为止，多适用于年龄小，体质弱或者对针感反应强烈的病人。刺入软骨进针较皮层深，多适用于体壮的病人。刺过软骨不穿透对侧皮肤进针最深，多适用于体强能耐受或反应迟钝的病人。

5. 行针

小幅度的捻转或者小幅度上下提插，加强针感。

6. 留针

一般而言，留针时间越长，刺激量越大，适用于实热、疼痛和慢性病患者，留针时间为1小时以上。留针时间越短，刺激量越小，适用于虚寒、麻痒和病程短的患者，留针时间为15-30分钟。根据患者的体质、年龄有所调整，发烧或小儿不可留针。

7. 出针

治疗结束后，用左手固定耳廓，右手捏住针柄迅速取出或者缓慢拔出。出针后用75%酒精棉球按压针孔止血，若有出血，需稍加力压迫止血，延长压迫时间。

（四）疗程

每天1次，急重者每天2次，慢性病者可隔天1次，发作性疾病可在症状出现时行针刺，通常10次为一个疗程，停针7天再开始下一个疗程。一般先针刺一侧患耳，再针刺另一侧耳，两耳交替。

（五）注意事项

1. 检查针具是否合格，以免引发局部感染。
2. 皮肤破溃处不宜针刺。

二、埋针法

埋针法是将不锈钢特制的图钉型揿针、颗粒式皮内针或环形皮针刺入耳穴，以胶布外贴固定以治疗疾病的方法。

（一）优点

有压丸的优点，但刺激程度更强，适用于一般急慢性病和采用压丸效果不佳者。

（二）准备工作

1. 准备材料

选取合适的一次性揿针。

2. 工具消毒

回收的埋针用汽油浸泡以去掉针上的粘胶，再用肥皂水洗净油垢，高压消毒，使用前用75%酒精浸泡。

3. 患者准备

患者应放松，取坐位或卧位。

（三）操作步骤

1. 消毒

先用棉球或者棉签蘸取2%碘酒在耳穴部位进行局部消毒，再用75%酒精脱碘。

2. 进针

左手固定耳廓以暴露穴位，右手用镊子夹取针柄或针环，对准穴位刺入，推压进入皮肤。

3. 固定

将剪好的小块胶布覆盖在埋针上贴紧皮肤。或用排针压法，将针依次紧靠或相隔1颗针的距离纵行排列，置于等长的胶布上，再贴于穴位。

4. 刺激

医者或患者按压约2~3分钟以加强刺激。

5. 取针

治疗结束后，撕开胶布，埋针同时被粘出，针孔处用碘酒或酒精擦拭。

（四）疗程

每耳每次埋穴3~5个，嘱患者每日自行按压3~5次，每次1~2分钟，保留3~5天，5~10次为一疗程。疗程间约隔1周。

（五）注意事项

1. 埋针处疼痛影响睡眠，可适当调整针尖方向或调换穴位。

2. 埋针局部不宜淋湿，每次按压时要求手部清洁，夏季留针时间不宜超过3天。

3. 穴位破损、感染、冻疮者忌用。埋针后出现耳廓胀痛，提示可能出现感染，应将针取出，抗感染治疗。

三、耳压法

耳压法是用胶布将光滑的圆形压丸贴在耳穴上，配以揉按以治疗疾病的方法。

（一）优点

该法简单易行，安全经济，患者容易接受，应用范围广。

（二）准备工作

1. 准备材料

常用王不留行籽、白芥子、决明子、绿豆、油菜籽、莱菔子、小圆珠等，清洁消毒压丸。

2. 患者准备

患者应放松，取坐位或卧位。

（三）操作步骤

1. 消毒

先用棉球或者棉签蘸取2%碘酒在耳穴部位进行局部消毒，再用75%酒精脱碘。

2. 贴豆

左手固定耳廓，右手用镊子将粘好压丸的胶布对准穴位贴上，在呈沟、线状的穴区可以用排豆压法，即取和穴区等长的胶布，将压丸依次紧靠或间隔一定的距离排列在胶布上，再将其贴于穴区。

3. 刺激

用手指按压或者按揉贴豆以产生酸、麻、胀、痛的感觉，大约刺激3分钟，嘱咐患者每日刺激3~5次，每次3~5分钟。

（四）疗程

每次保留压豆3~5天，5~10次为一疗程，每疗程间隔7天。

（五）注意事项

1. 每侧耳廓每次贴压的穴位不超过10个。
2. 若接触或挤压穴位疼痛重者，可适当松解胶布。
3. 不宜弄湿胶布，不宜按压用力过猛。
4. 出现过敏者，应暂停压豆，抗过敏治疗。

四、放血法

放血法是用针具在耳穴或静脉处点刺、切割，使其流出一定量的血以治疗疾病的方法。

（一）优点

具有明显疏经通络、活血消肿、开窍泄热、止痒止惊、安神止痛的功效，适用于瘀血、热盛、邪实、阳亢所致的咽喉肿痛、腮腺炎、高热、抽搐、荨麻疹等病症，对于发热和一些顽固性疾病效果尤佳。

（二）准备工作

1. 准备材料

选取合适的针具如三棱针、缝衣针、刀片等，检查针体是否损坏，针尖是否钝拙、倒钩、损坏等。

2. 工具消毒

消毒法同毫针。

3. 患者准备

患者应放松，取坐位或卧位

（三）操作步骤

1. 按摩

手指按摩耳廓使其充血。

2. 消毒

先用棉球或者棉签蘸取2%碘酒在耳穴部位进行局部消毒，再用75%酒精脱碘。

3. 进针

左手拉紧耳廓，暴露皮肤，右手将三棱针对准穴位迅速刺入退出。若使用刀片，则在耳背静脉或穴位轻轻划割。

4. 挤压

挤压周围皮肤使穴位溢出足量的血液。

5. 消毒

待出血量足够时，用棉球擦拭、按压出血处使其停止出血，贴上胶布。

（四）疗程

每日1次或隔日1次，急性病可1日2次，切割法通常1周1次。

（五）注意事项

1. 局部穴位和针具必须严格消毒，医者做好安全防护。

2. 按摩耳廓是为了容易放出血液，随着病情的好转，患者的血液可由暗紫色逐渐转为鲜红色。耳背静脉需多次放血者，应从静脉远心端开始，不宜首次在中央划割，结束后用棉球按压，不宜揉搓。

3. 虚弱病人放血不宜过多，孕妇、出血性疾患、神经过敏和凝血功能障碍者忌用本法。

五、割治敷药法

割治敷药法是在耳穴上割划划痕，再敷上药物以治疗疾病的方法。

（一）优点

此法刺激量大，常用于治疗皮肤病及顽固性疾病。

（二）准备工作

1. 准备材料

消毒的刀片，敷药药物：常用的药物有大蒜胡椒泥、鲜姜胡椒泥。

2. 患者准备

患者应放松，取坐位或卧位。

（三）操作步骤

1. 消毒

先用棉球或者棉签蘸取2%碘酒在耳穴部位进行局部消毒，再用75%酒精脱碘。

2. 割治

左手固定耳廓，右手在相应的穴位上割划1~3道长0.1~0.3厘米的划痕，以划开表皮，略渗血为好。

3. 敷药

在划痕处敷上米粒大小的药泥，以小块胶布固定。

（四）疗程

每次取一侧耳穴，两耳交替治疗，4天1次，4次为一疗程，疗程间隔10~15天。

（五）注意事项

1. 伤口处不可碰水，注意保持清洁和干燥。

2. 掌握好割治的深度，不可破皮太甚或太浅。

六、电针法

电针法是结合了电针机和耳针，使脉冲电流刺激穴位以治疗疾病的方法。

（一）优点

除了有耳针的优点之外，电流加强刺激，适用于急慢性病，顽固性病症，麻痹，瘫痪，痛症及耳针麻醉。

（二）准备工作

1. 准备材料

消毒的毫针，选取合适规格电针机。

2. 患者准备

患者应放松，取坐位或卧位。

（三）操作步骤

1. 消毒

先用棉球或者棉签蘸取2%碘酒在耳穴部位进行局部消毒，再用75%酒精脱碘。

2. 进针

左手固定耳廓，右手持针对准穴位，选择合适的角度、速度和深度进针。

3. 接电针

将电针机电源接通，把导线插头插入电针机电流输入插座，打开开关，检查有无电流输出，把电流输出调节旋钮拨到"0"位，再将导线夹子分别夹在耳针的针柄上，把频率调节旋钮调至所需位置（一般实热疼痛病症频率宜快，虚寒麻瘫病症频率宜慢），慢慢调节电流输出旋钮，旋至患者可耐受程度。

4. 留针

每穴通电时间为5~20分钟，一般老弱、小儿及虚弱患者通电时间宜短，青壮年及实证、痛症、顽固性病症通电时间宜长。

5. 出针

治疗结束后，取下电针导线夹子，用左手固定耳廓，右手捏住针柄迅速取出或者缓慢拔出。出针后用75%酒精棉球按压针孔止血，若有出血，需稍加力压迫止血，延长压迫时间。

（四）疗程

根据需要每日或隔日电针1次，10次为一疗程，2个疗程之间间隔一周。

（五）注意事项

1. 使用电针机之前仔细阅读说明书，熟悉性能。
2. 给患者通电之前仪器电流输出旋钮旋至"0"位，避免电流产生意外。

七、水针法

水针法又称"耳穴药物注射法"，是根据病情选择合适的药液，小剂量注射于耳部相关穴位以治疗疾病的方法。

（一）优点

针刺和药物协同刺激穴位，更好地发挥治疗作用。

（二）准备工作

1. 准备材料

选择注射药液，常用的有维生素B、生理盐水、当归注射液、黄芪注射液、丹参注射液、青霉素、普鲁卡因等，2毫升注射器。

2. 患者准备

患者应放松，取坐位或卧位。

（三）操作步骤

1. 消毒

先用棉球或者棉签蘸取2%碘酒在耳穴部位进行局部消毒，再用75%酒精脱碘。

2. 进针

吸取药液0.5毫升，排走空气。左手固定耳廓，右手持注射器对准穴位，缓慢刺入皮肤和软骨之间。

3. 推针

回抽无血液，则缓慢注射0.1~0.3毫升药液，见穴位局部鼓起绿豆大小水疱，患者可出现胀、痛、红、热感。

4. 出针

出诊后用棉球按压针孔，以免药液流出。

（四）疗程

每次可注射1~3个穴位，两天1次，5~10次为一疗程，间隔1周。

（五）注意事项

1. 严格消毒针具。

2. 有些药物需要做过敏试验，以免出现过敏。

3. 孕妇或局部破损者不宜，体弱者慎用。

八、磁疗法

磁疗法是磁场作用于耳部穴位以治疗疾病的方法。

（一）优点

利用磁体所产生的磁力线透入机体经络，有促进新陈代谢、改善血液循环、消炎消肿、镇痛镇静、安神等作用。适用于头痛、肋间神经痛、腹泻、高血压、神经衰弱、耳聋耳鸣等病症。某些疾病同时结合磁体贴有关体穴或部位（如头颞侧痛贴太阳穴、胃痛贴上腹部）可加强疗效。

（二）准备工作

1. 准备材料

选取合适规格（300~1500高斯）的磁珠或磁片，面积和体积不宜过大，磁场强度以患者反应的情况作调整，消毒。

2. 患者准备

患者应放松，取坐位或卧位。

（三）操作步骤和疗程

1. 直接贴敷法

将磁珠或磁片放在小胶布中央，贴于穴位上。为使磁力集中穿透耳穴，可使磁珠或磁片异极吸附在耳廓正反面。一般不宜过多，磁片不超过两片，磁珠不超过4粒，两耳同时或交替进行，每次敷贴3~5天，停止3~5天后继续第二次敷贴。

2. 间接贴敷法

将薄棉花包裹的磁珠或磁片固定于穴位上，以减少磁力直接作用于皮肤产生的副作用，或塞于外耳道后固定，治疗耳鸣耳聋。保留3~5天，停止3~5天后继续第二次治疗。

3. 埋针加磁法

耳穴埋针后，在针柄上固定磁珠或磁片，使磁场通过针体导入体内。3~5天更换1次，对痛症和皮肤病较压丸法和埋针法更佳。

（四）注意事项

1. 耳部穴位敷贴的磁体不宜过大、过多。

2. 磁疗中约有5%~10%的人会出现头晕、恶心、乏力、失眠、心悸、刺痒等不良反应，少者数分钟，多者数天后可自行消退。若症状持续加重，暂时停止治疗即可自行恢复。

3. 有些慢性病虽有所改善或症状消失，但疗程不足容易复发，不可停治过早。

九、光针法

光针法又称耳穴激光照射，是将现代激光技术运用于耳穴以治疗疾病的方法。

（一）优点

此法结合了现代激光技术，利用激光的热作用刺激耳穴，无痛无创，适应广泛。

（二）准备工作

1. 准备材料

常用氦-氖激光治疗仪，医者做好防护措施以减少激光对身体的损害。

2. 患者准备

患者应放松，取坐位或卧位。

（三）操作步骤

1. 清洗

清洗干净耳部。

2. 照射

开启激光治疗仪，调节电压至红色激光束稳定输出时，按顺序照射耳穴。

3. 结束

照射3~5分钟后完成治疗，关闭治疗仪。

（四）疗程

每次照射1~3个穴位，10次为一疗程，间隔1周。

（五）注意事项

1. 掌握激光治疗仪的操作后方行治疗。
2. 保护好照射灶以外的皮肤，切忌眼睛直视激光束，必要时戴上护目镜。

十、灸法

灸法是用特制的艾条或线香等燃烧发热，对耳穴灼灸以治疗疾病的方法。

（一）优点

此法历史悠久，简单无损，有温经散寒，疏通经络的作用，对寒证、痹证、体弱患者尤宜。

（二）准备工作

1. 准备材料

可选用细艾条，线香，灯草等材料。

2. 患者准备

患者应放松，取坐位或侧卧位。

（三）不同灸法操作步骤及疗程

1. 艾条灸

点燃艾条，对准耳穴熏灸，相距2厘米，以患者局部有温热感为好，根据患者的感觉稍微调整远近，可施以"温和灸"，"熨热灸"，"雀啄灸"，每次5~10分钟，每天1次，10次一疗程，疗程间隔5~7天。

2. 艾炷灸

将艾绒捏成米粒大小小艾柱，局部穴位涂上大蒜汁或凡士林，把小艾柱固定在穴位上点燃，直到患者感到灼热时换取另一个艾柱。每穴3~9壮，每次1~3穴，两耳交替，1~2天1次，5~10次为一疗程，疗程间隔5~7天。

3. 线香灸

用点燃的卫生香对准耳穴熏灸，相距1厘米，以患者局部有温热感为好，双耳皆可灸，每耳灸2~3个穴位，每次2~5分钟，局部出现潮红发热为度，1~3天

1次，7~10天为一疗程，疗程间隔5天。

4. 灯心草灸

将一根灯心草一头蘸取香油，点燃后对准耳穴快速点灸，听到"啪"响声为1壮，若皮肤出现水疱，可涂万花油让其自然吸收，每次1~2穴，每穴1壮，1~2天1次。

（四）注意事项

注意用火安全，不可烫伤患者。

十一、按摩法

按摩法是用手或者按摩工具在耳穴上进行点按、按揉、搓摩等操作，使局部产生明显疼痛、酸胀、发热甚至感觉向病位传导以治疗疾病的方法。

（一）优点

该法简单实用，操作方便，患者容易接受，还有强壮保健，预防疾病的效果。

（二）准备工作

医者洁净双手。患者放松，取坐位或卧位。

（三）操作步骤和疗程

1. 点（切）按法

用指甲或工具切按穴位约15秒，放松5秒，以此节律反复操作5分钟，每日2~8次，急症或发作性病症（疼痛、眩晕、呕吐等）发作即施术或适当增加次数。

2. 捏（按）揉法

在按压穴位的基础上加上旋转揉动的操作，每次5分钟，每日2~8次，急症或发作性病症（疼痛、眩晕、呕吐等）发作即施术或适当增加次数。

3. 搓摩法

食指屈曲置于耳廓前相应部位，拇指指腹以一定压力在耳廓背面相应穴区上下或左右来回磋摩，使局部出现热感或兼酸胀为度，持续5~10分钟，以耳廓发红伴发烫感为好，每日2~3次。若搓摩耳廓正面，拇指按压耳廓背面相应部位，食指屈曲搓摩耳前穴区。该法能同时刺激多个穴位，常用于慢性病症的辅助治疗和保健。

（四）注意事项

穴区破损、感染忌用，操作时切勿用力过猛以致损伤皮肤。

十二、贴膏法

贴膏法是用一定刺激性的橡皮药膏贴于穴位上以治疗疾病的方法。

（一）优点

药物定点刺激持续发挥作用，有通经活络、行气活血、镇静止痛、祛风除湿等功效，适用于鼻炎、咽喉炎、咳嗽、头痛、关节肌肉疼痛等病症。

（二）准备工作

1. 准备材料

根据病情选择合适的橡皮膏药，一般有消炎解痛膏、伤湿止痛膏、活血镇痛膏、香桂活血膏、关节止痛膏，将药膏裁剪成小方块备用。

2. 患者准备

患者应放松，取坐位或卧位。

（三）操作步骤

1. 消毒

肥皂水或酒精将局部擦洗消毒，使药膏能贴牢。

2. 贴膏

将准备好的小橡皮药膏贴在穴位上，每次贴一侧耳穴，2~3天更换贴对侧耳穴。

（四）疗程

夏天缩短贴膏时间，10次为一疗程，每疗程间隔5~7天。

（五）注意事项

药膏气味峻烈芳香，渗透性强，刺激性较大，孕妇忌用，儿童除了消炎解痛膏之外，其余慎用，皮损处不宜贴。

十三、梅花针法

梅花针法是用梅花针叩打耳穴以治疗疾病的方法。

（一）优点

适用于老幼体弱者，对一些内脏痛症、神经麻痹、哮喘、偏头痛、腰肌劳损等病症疗效较好。

（二）准备工作

1. 准备材料

选取一次性或重复利用消毒后的梅花针，检查针尖是否钝拙、倒钩、损坏等，如发现针具不合要求时应及时更换，防止因针具不合要求引发不良事故。

2. 患者准备

患者应放松，取坐位或卧位。

（三）操作步骤

1. 按摩

用手按摩耳廓几分钟，使耳廓呈轻度充血的状态。

2. 消毒

先用棉球或者棉签蘸取2%碘酒在耳穴部位进行局部消毒，再用75%酒精脱碘。

3. 叩打

医者左手固定耳廓，右手持梅花针在耳穴区快速地浅层叩刺，手法由轻到重，至耳廓充血发热伴少量出血为止。

4. 消毒

擦净血液，用75%酒精消毒。

（四）疗程

每日1~2次，10次为一疗程，每疗程间隔1周，两侧耳穴交替操作。

（五）注意事项

1. 穴位皮肤破损、伤口处忌用。
2. 为防止相互感染，针具可用一次性或严格消毒后使用。

十四、耳穴振荡法

耳穴振荡法是用电按摩机原理制成的振荡器小型探头对准耳穴振荡以治疗疾病的方法。

（一）优点

该法利用振荡刺激耳穴，舒适无创。

（二）准备工作

1. 准备材料

合适型号的振荡治疗仪。

2. 患者准备

患者应放松，取坐位或卧位。

（三）操作步骤

1. 清洗

清洗干净耳部。

2. 超声

开启振荡治疗仪，调试仪器，将探头对准耳穴，或者对准已行埋针、压丸的穴位上，每穴振动10~60秒。

3. 结束

完成治疗，关闭治疗仪。

（四）疗程

每次振荡1~3个穴位，10次为一疗程，间隔1周。

（五）注意事项

1. 掌握振荡治疗仪的操作后方行治疗。

2. 刺激时间不宜过长。

十五、超声耳针

超声耳针是用超声波发生器配以耳穴专用探头对准耳穴以治疗疾病的方法。

（一）优点

该法结合了现代超声技术，利用超声频率穿过皮肤以刺激穴位达到治疗的目的，无创无痛苦，容易被患者接受。

（二）准备工作

1. 准备材料

合适型号的超声发生器。

2. 患者准备

患者应放松，取坐位或卧位。

（三）操作步骤

1. 清洗

清洗干净耳部。

2. 超声

开启超声治疗仪，调试仪器，将输出探头对准耳穴，将输出功率调至1/4~1/2瓦，每个穴位刺激0.5~1分钟。

3. 结束

完成治疗，关闭治疗仪。

（四）疗程

每次照射1~3个穴位，10次为一疗程，每疗程间隔1周。

（五）注意事项

1. 掌握超声治疗仪的操作后方行治疗。
2. 刺激时间不宜过长。

第四节　耳穴治疗注意事项

一、耳穴治疗中的常见反应

耳廓富含神经，又是经络之气汇聚的场所，故在耳廓相应的区域上给予不同的刺激，能引起各种反应，这些反应和患者的体质、经络的敏感性有关。

1. 耳部反应

刺激部位有胀痛、麻、酸、触电、热、冷感，数分钟后耳廓局部或整个耳廓逐渐充血发热，谓之"得气"反应。少数患者压丸或耳针后，耳廓会呈现一种弥漫性无菌性的红肿现象，通常不需要特殊处理，停止治疗或休息数日后自行消退。这类病者宜用超声波、激光等治疗方法。

2. 患部反应

耳针治疗后，相应的患病部位或内脏有热流运动舒适感，或患病部位肌肉不自主的跳动。如面神经炎患者耳针时，可看到面部颊肌、眼轮匝肌或额肌的颤动或跳动。直肠松弛或子宫下垂的病人，耳针时可出现内脏向上提拉紧缩感。

3. 经络反应

部分患者出现感觉向远处延伸，向十二经脉相同的循行路线放射，沿着经络方向有胀痛、麻、酸、触电、热、冷感或电击样反应。出现经络放射感应者，往往效果甚好。

4. 全身反应

刺激耳穴后，有患者可能会出现颈项转动不灵，颞颌关节胀痛而影响咀嚼功能的情况，一般轻轻退出针尖少许或调转针尖方向即可缓解。另外有的患者可能会出现睡意，唾液分泌增多，胃肠蠕动增强出现饥饿感，皮肤病患者出现全身微微发热或凉感。

5. 闪电反应

刺激耳穴后，患病部位或内脏出现突然瞬间强烈的战栗感，又立刻消失，常见于头痛、牙痛、内脏痉挛以及其他疼痛疾患。

6. 连锁反应

耳穴治疗某一病症后，其他病症一并缓解或治愈。

7. 延缓反应

治疗初期或疗程结束时，有的疗效不佳或无效，但在停止治疗一段时间后症状好转或显著改善。

8. 适应反应

部分患者耳穴治疗初期效果良好，但长期治疗后对刺激产生了适应性，疗效不如前期好，故疗程之间需间隔一段时间以免产生适应反应。

9. 迟钝反应

部分患者对耳穴的刺激不敏感，不易引起"得气"反应，故疗效较差，不宜用耳穴诊疗法，病重垂危者亦常见该反应，耳穴诊疗法只作为辅助。

10. 反效应

治疗中出现原有的症状无缓解反而加剧的现象。通常由于患者情绪紧张，或取穴过多刺激量过大导致，可安抚患者或适当调整刺激量缓解不良反应，多数患者可以继续接受治疗，少数无改善的患者建议更换其他疗法。

二、耳穴治疗适应证及禁忌证

（一）适应证

耳穴诊疗法具有应用广泛、起效快、操作简单方便、经济安全等特点，在临床上容易被患者接受，治疗内科多种疾病。几乎适用于各科急慢性疾病，根据情况可以作为主要治疗手段或者辅助治疗手段，例如妇科的月经不调、不孕症、痛经、闭经、子宫脱垂、盆腔炎等；儿科的腹泻、食积、哮喘、麻疹、智力低下、夜啼、百日咳、小儿麻痹后遗症等；皮肤科的黄褐斑、神经性皮炎、痤疮、过敏性皮炎、荨麻疹、湿疹、白癜风、冻疮等；眼科的急性结膜炎、青光眼、白内障、近视眼、夜盲等。心内科的高血压、低血压、冠心病、风湿性心脏病；消化科的胃痛、腹胀、消化道溃疡、慢性结肠炎等等。除了治疗疾病，耳穴诊疗法还可以用于日常保健，预防疾病，如减轻体重，改善消化等。

（二）禁忌证

使用耳穴治疗时，应注意病人的状态和疾病的情况，虽然耳穴有疗效确切、相对安全的特点，但是以下情况并不适合使用耳穴诊疗法。

1. 严重心脏病和严重贫血者慎用耳穴诊疗法，禁止强烈刺激。

2. 患者处在饥饿、酒后、劳累、饱食、极度虚弱、紧张状态，或有大出血、凝血功能障碍等情况时不宜用耳针和放血、切割疗法，其他耳穴诊疗法均不宜强刺激。

3. 外耳区有炎症或穴位局部皮肤有破溃、湿疹、冻疮、溃疡等情况者不宜用耳穴诊疗法。

4. 妊娠五个月以前的妇女不宜采用耳穴诊疗法，5~9个月时忌刺激子宫、卵巢、内分泌、盆腔、腹等穴区，以免引起流产或早产，有习惯性流产的孕妇忌用耳穴诊疗法。

5. 妇女月经期间使用耳穴诊疗法者，少数会受影响出现经期缩短或停经，停止治疗后不影响后期的月经来潮。

6. 对于患有动脉粥样硬化、高血压病者，针刺降压沟等穴或放血时，治疗前应让患者休息平静半小时，治疗后观察半小时，以免引起意外。

7. 遇到危重病症如急性心衰、脑出血、肾衰竭等时，为了及时抢救争取时间，一般送院处理，慎单用耳穴诊疗法。

第七章　内科系统疾病

第一节　消化系统疾病

一、胃炎

【概述】胃炎是胃黏膜的炎症，其病因很多，一般认为多由于饮酒过多，或喜食辛辣等刺激性的食物，或吸烟，或胃肠道的感染引起。根据其发病的速度可以分为急性胃炎和慢性胃炎，急性胃炎又可分为急性单纯性胃炎、急性腐蚀性胃炎、急性糜烂性胃炎和急性化脓性胃炎。慢性胃炎又可分为浅表性胃炎、肥厚性胃炎和萎缩性胃炎。临床上主要表现为上腹部疼痛或胀闷不适，常常伴有恶心、呕吐、泛酸、嗳气、食欲不振，严重者可伴有腹痛、腹泻等症状。

中医认为：本病属于"胃脘痛"、"心痛"、"心下痛"的范畴，多由于饮食伤胃、外邪客胃、肝气犯胃或脾胃虚弱等各种原因，导致胃络不通、胃失濡养而致胃痛。

【处方】

主穴：脾、胃、十二指肠、神门、皮质下。

配穴：浅表性胃炎，加交感。萎缩性胃炎，加胰胆、内分泌。情绪不稳定，加肝、胰胆、三焦。

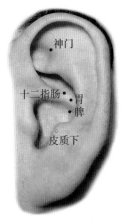

图7-1　胃炎主穴

注：虚线图"○"表示在里侧

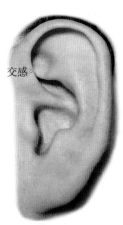

图7-2　胃炎配穴：浅表性胃炎

注：虚线图"○"表示在里侧

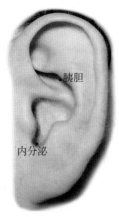
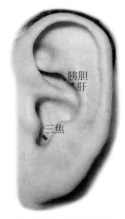

图7-3　胃炎（萎缩性胃炎）配穴　　　　图7-4　胃炎（情绪不稳）配穴

【操作】毫针刺，中刺激，每次留针30分钟，每日1次，10次为一疗程。

贴压法，中强刺激，每次选5~7穴，用王不留行籽压贴在相应的穴位上，每天自觉按压3~5次，每次3~5分钟，5日换药1次。

【注意事项】

1）耳针对急性胃炎有较好的疗效，但对慢性胃炎需要坚持长期治疗。

2）平时注意饮食调理，饮食应定量定时，不要过多过少，少食生冷、辛辣等刺激性食物。

3）注意保持心情愉快，避免情绪不稳定。

二、胃、十二指肠溃疡

【概述】胃、十二指肠溃疡是一种全身性疾病，发病原因很多，一般认为多与饮食不节、精神过度紧张，或神经系统功能紊乱有关。临床上主要以上腹部反复发作性、规律性疼痛为主症，常常伴有泛酸、恶心、呕吐、嗳气等消化道症状，其中胃溃疡患者疼痛多在进食后半小时到1小时左右发生，持续1~2小时才逐渐缓解，而且疼痛多在剑突下正中或偏左的地方。十二指肠溃疡的疼痛多在进食后2~4小时左右发生，感觉像肚子饥饿时的疼痛，进食后会缓解。当溃疡发展到后期，会出现少量出血，粪便带血，甚至穿孔，很快剧烈疼痛。

中医认为：本病属于"胃脘痛"的范畴，多由于饮食不节、外邪客胃、肝气犯胃或脾胃虚弱等各种原因，导致胃气不和，日久而发病。

【处方】

主穴：胃、十二指肠、贲门、脾、皮质下。

配穴：疼痛剧烈，加交感、神门。情绪不佳，加肝、胰胆、三焦。消化不良，加胰胆、内分泌。

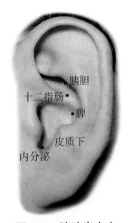

图7-9　胰腺炎主穴

注：虚线图"⟳"表示在里侧

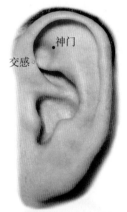

图7-10　胰腺炎（疼痛剧烈）配穴

注：虚线图"⟳"表示在里侧

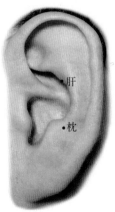

图7-11　胰腺炎（情绪容易激动）配穴

【操作】毫针刺，中刺激，每次留针30分钟，每日1次，10次为一疗程。

贴压法，中强刺激，每次选5~7穴，用王不留行籽压贴在相应的穴位上，每天自行按压3~5次，每次3~5分钟，5日换药1次。

【注意事项】

1）耳针对慢性胰腺炎有一定的疗效，但急性胰腺炎发病急骤，病情危急，需要立即送到外科治疗。

2）平时注意饮食调养，避免暴饮暴食。

四、便秘

【概述】便秘是一种症状，可见于多种急性或慢性疾病中。原因很多，一般认为胃肠道功能失调，直肠或肛门等部位发生病变，或饮食不节，或长期吃某种致便秘的药物，或内分泌失调等均可导致本病。临床上主要表现为大便干燥、坚硬、排便困难，排便周期或时间延长，数日1次，常常伴有头痛、眩晕、食欲不振、容易疲劳、恶心、睡眠障碍等症状。

中医认为：本病原因复杂，多由于胃肠积热、津液耗伤、情志不和、气机郁滞或久病内伤、年老体衰等，导致大肠的传导功能失常，从而引起便秘。

【处方】

主穴：大肠、直肠、三焦、脾、腹、胃、乙状结肠。

配穴：大便干燥，加肺、胃。情绪不佳，加肝、胰胆、神门。

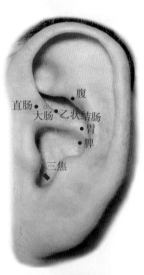

图7-12 便秘主穴

注：虚线图"ᵔᵕᵔ"表示在里侧

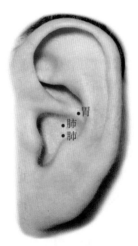

图7-13　便秘（大便干燥）配穴

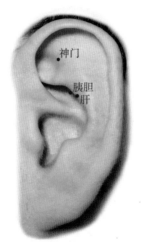

图7-14　便秘（情绪不佳）配穴

【操作】毫针刺，中刺激，每次留针30分钟，每日1次，10次为一疗程。

贴压法，中刺激，每次选5~7穴，用王不留行籽压贴在相应的穴位上，每天自觉按压3~5次，每次3~5分钟，5日换药1次，两耳轮流交替。

放血法，用三棱针在耳尖点刺放血，出血5~8滴，3天1次。

【注意事项】

1）耳针治疗便秘有较好的效果，但应作系统检查，以明确病因，对症治疗。

2）平时注意饮食调节，多吃新鲜蔬菜和水果，锻炼身体，养成定时排便的习惯。

五、腹泻

【概述】腹泻是一种常见症状，根据发病速度可分为急性腹泻和慢性腹泻。急性腹泻多由于感染细菌性痢疾、中毒或过敏等因素造成，临床上主要表现为排便次数增多，便质稀薄，以及胃肠痉挛导致腹痛，病程多在2个月之内。慢性腹泻多由于消化系统慢性疾病，或消化道以外系统的慢性病等因素引起，临床上主要为持续性、反复性腹泻，病程常常超过2个月。

中医认为：本病属于"泄泻"的范畴，可能因为进食生冷、不干净的食物，或情志不畅，或湿热困脾，外邪侵袭等损伤脾胃，而导致大肠传导失常发病。

【处方】

主穴：直肠、大肠、神门、枕、脾、胃、交感。

配穴：泄泻次数增多，加小肠、内分泌。过敏引起的，加风溪、内分泌。

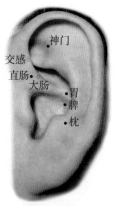

图7-15　腹泻主穴

注：虚线图"◯"表示在里侧

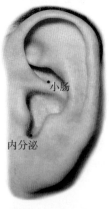

图7-16　腹泻（泄泻次数增多）配穴

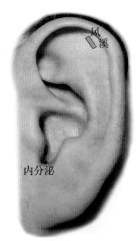

图7-17　腹泻（过敏引起）配穴

【操作】毫针刺，中刺激，每次留针30分钟，每日1次，10次为一疗程。

贴压法，中刺激，每次选5~7穴，用王不留行籽压贴在相应的穴位上，每天自觉按压3~5次，每次3~5分钟，5日换药1次，两耳轮流交替。

放血法，用三棱针在耳尖点刺放血，出血5~8滴，3天1次。

【注意事项】

1）耳针对腹泻有较好的疗效，如果因为频繁腹泻导致脱水现象，应适当配合输液治疗。

2）治疗期间注意饮食清淡，忌食生冷、辛辣、油腻的食物，注意卫生。

六、呃逆

【概述】呃逆，俗称"打嗝"、"哕逆"，是指膈肌不由自主地收缩，间歇性发作，使得吸气急骤，喉间呃呃有声，声音短促、频率快，严重的会妨碍谈话、咀嚼、呼吸、睡眠等日常生活。多与膈肌受到刺激引起痉挛有关，胃炎、胃扩张、胃癌、肝硬化晚期、脑血管病、尿毒症、胃或食道手术后等均可以引起膈肌痉挛。根据发病原因不同，可以分为中枢性呃逆、反射性呃逆和神经性呃逆三种。

中医认为：本病多由于上、中、下三焦诸脏腑气机上逆，或冲气上逆动膈而成呃逆，常常由饮食不当、情志不畅或突然吸入冷空气而诱发。

【处方】

主穴：膈、胃、贲门、神门、交感、肝、皮质下。

配穴：相应病变脏腑，耳迷根。

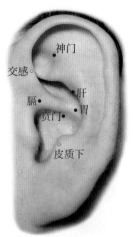

图7-18 呃逆主穴

注：虚线图"⊙"表示在里侧

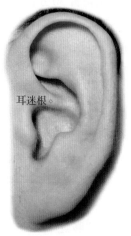

图7-19 呃逆（相应病变脏腑）配穴

注：虚线图"⊙"表示在里侧

【操作】毫针刺，强刺激，每次留针30分钟，每日1次，10次为一疗程。

贴压法，强刺激，每次选5~7穴，用王不留行籽压贴在相应的穴位上，每天自觉按压3~5次，每次3~5分钟，5日换药1次，两耳轮流交替。

【注意事项】

1）耳针治疗呃逆有一定的疗效，常常能很快缓解症状，但治疗前要做系统检查，以明确诊断。

2）呃逆停止后，要积极治疗引起呃逆的原发病。

3）年老体弱和慢性疾病的患者出现呃逆，最好采取综合性疗法。

七、食管炎

【概述】食管炎是消化系统的一种炎症，根据发病原因，可分为反流性食管炎、感染性食管炎和腐蚀性食管炎3种。一般认为，其发病主要与细菌、病毒感染、胃酸分泌过多、长期使用抗生素、激素等药物，或食用辛、辣刺激性食物有密切联系。临床上主要表现为吞咽困难、胸骨后或靠近心脏的地方有被火烧灼样疼痛，常常伴有反酸、呕吐等消化道的症状。

中医认为：本病属于"噎膈"的范畴，多由于忧思郁怒、饮食所伤，寒湿失宜，导致腑气不和，结于心下，致饮食难下。

【处方】

主穴：食道、贲门、胃、皮质下、小肠。

配穴：疼痛剧烈，加神门、枕。

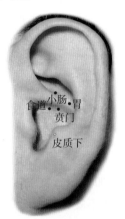

图7-20　食管炎主穴

注：虚线图 "〇" 表示在里侧

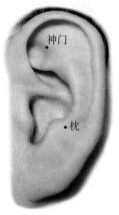

图7-21　食管炎（疼痛剧烈）配穴

【操作】毫针刺，强刺激，每次留针30分钟，每日1次，10次为一疗程。

贴压法，强刺激，每次选5~7穴，用王不留行籽压贴在相应的穴位上，每天自觉按压3~5次，每次3~5分钟，5日换药1次，两耳轮流交替。

【注意事项】

1）耳针对本病有一定的疗效，但病因很多，治疗前要明确诊断，必要时配合药物等疗法。

2）平时注意饮食习惯，尽量少食用辛辣刺激性食物，减少对食道黏膜的刺激。

3）积极治疗原发病。

八、胃肠功能紊乱

【概述】胃肠功能紊乱是由于胃肠道神经功能紊乱所引起的一组症状，主要包括胃部和肠道两部分症状。临床上胃部主要表现为反酸、嗳气、厌食、恶心、呕吐、呃逆、进食后腹部胀痛等症状。肠道则表现为腹胀、腹痛、肠鸣音亢进、腹泻、便秘、消化功能不良等症状。部分患者可伴有头痛、头昏、失眠、焦虑、精力不集中、过敏等。

中医认为：本病属于"郁症"、"梅核气"的范畴，多由于情志不舒、肝气郁结，导致机体内气机运行不畅，而产生的一系列症状。

【处方】

主穴：胃、小肠、乙状结肠、交感、脾、皮质下。

配穴：反酸、嗳气、恶心，加贲门、食道。进食后腹部胀痛，加肝、胰胆、腹胀区。头痛，加神门、枕。焦虑不安，加身心穴。

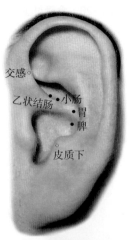

图7-22 胃肠功能紊乱主穴

注：虚线图"⟨⟩"表示在里侧

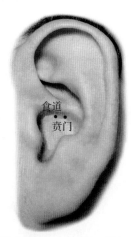

图7-23　胃肠功能紊乱（反酸、嗳气、恶心）配穴

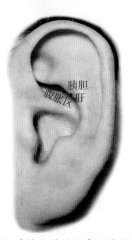

图7-24　胃肠功能紊乱（进食后腹部胀痛）配穴

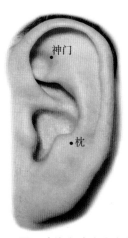

图7-25　胃肠功能紊乱（头痛）配穴

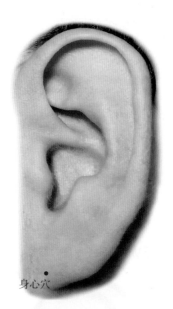

身心穴

图7-26 胃肠功能紊乱（焦虑不安）配穴

【操作】毫针刺，中刺激，每次留针30分钟，每日1次，10次为一疗程。

贴压法，中刺激，每次选5~7穴，用王不留行籽压贴在相应的穴位上，每天自觉按压3~5次，每次3~5分钟，5日换药1次，两耳轮流交替。

放血法，头昏失眠时用三棱针在耳尖点刺放血，出血5~8滴，3天1次。

【注意事项】

1）耳针对单纯性胃肠功能紊乱有较好的疗效，但最好在治疗前明确诊断，以免耽误病情。

2）本病与情绪有很大的关系，因此平时要保持良好的心态，避免不良情绪的刺激，而诱发疾病。

3）应积极治疗原发病，患者家属要积极配合，消除患者的精神顾虑。

九、小儿消化不良

【概述】小儿消化不良是小儿常见的一种病症，多由于饮食过度，或吃了不容易消化的食物，从而影响了胃肠的消化功能。或受到细菌和病毒感染。常分为单纯性消化不良和中毒性消化不良2种。临床上单纯性消化不良主要表现为腹泻、大便呈蛋花水样或带有黄绿色、食欲不振，一般没有剧烈腹痛、腹胀、便血等，但常伴有呕吐、贫血、消瘦。中毒性消化不良则表现为腹泻，而且大便像水样往外喷射，每日可达到10次以上，伴有呕吐、发高烧，甚至因为大量失水，造成口、眼、皮肤干燥、眼眶凹陷，尿量减少，严重时烦躁不安，意识不清楚，手足冰凉等。

中医认为：本病属于"婴儿泄泻"的范畴，一般为脾胃湿热内蕴，或寒湿阻于中焦，所导致的病症。

【处方】

主穴：胃、贲门、小肠、大肠、直肠、脾、皮质下。

配穴：烦躁不安，加神门、枕。腹痛剧烈，加腹胀区、交感。

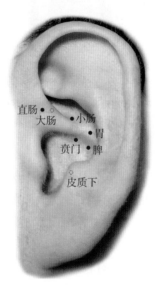

图7-27 小儿消化不良主穴

注：虚线图"⬚"表示在里侧

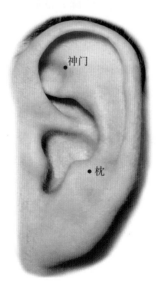

图7-28 小儿消化不良（烦躁不安）配穴

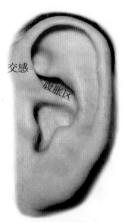

图7-29　小儿消化不良（腹痛剧烈）配穴

注：虚线图"◌"表示在里侧

【操作】毫针刺，中刺激，每次留针30分钟，每日1次，10次为一疗程。

贴压法，中刺激，每次选5~7穴，用王不留行籽压贴在相应的穴位上，每天自觉按压3~5次，每次3~5分钟，5日换药1次，两耳轮流交替。

放血法，用三棱针在耳尖点刺放血，出血5~8滴，3天1次。

【注意事项】

1）耳针对单纯性小儿消化不良有较好的疗效，但中毒性的多为细菌或病毒感染，需要配合输液和药物治疗。

2）平时家长注意小儿的饮食卫生，并要定时、定量的喂食。

3）多食用清淡食物，忌食生冷、辛辣、油腻之品。

十、肝炎

【概述】肝炎是肝脏受到损害而引起的炎症，多是病毒感染，或因长期服用某种药物而导致，可以分为病毒性肝炎和药物性肝炎。病毒性肝炎是肝炎病毒（包括甲型、乙型、丙型、丁型等）引起的全身性传染病，临床上主要表现为食欲不振、恶心、呕吐、疲乏无力，可有短期发热，部分患者出现黄疸（眼睛黄、皮肤黄、小便黄为主症），肝区疼痛难忍，肝功能检查异常。当急性肝炎不能恢复，甚至日久不愈，便转化为慢性肝炎。慢性肝炎根据病程可分为慢性持续性肝炎和慢性活动性肝炎。慢性持续性肝炎病程长，病情相对轻，预后一般较好。慢性活动性肝炎则症状严重，长期食欲减退、恶心、上腹部不舒服、胀痛，大便稀薄，全身疲乏无力，伴有持续性低热，关节疼痛，肝、脾肿大，女性病人常常引起闭经。

中医认为：本病属于"胁痛、黄胆、积聚、鼓胀"的范畴，多与情志不舒，饮食不节或外邪侵袭，导致脏腑功能失调有关。

【处方】

主穴：肝、胰胆、脾、三焦、内分泌、肾上腺、皮质下、耳中。

配穴：肝区疼痛，加耳肝点、神门、交感。

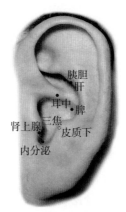

图7-30　肝炎主穴

注：虚线图"◌"表示在里侧

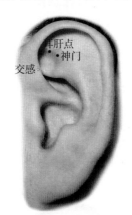

图7-31　肝炎（肝区疼痛）配穴

注：虚线图"◌"表示在里侧

【操作】毫针刺，中刺激，每次留针30分钟，每日1次，10次为一疗程。

贴压法，中刺激，每次选5~7穴，用王不留行籽压贴在相应的穴位上，每天自觉按压3~5次，每次3~5分钟，5日换药1次，两耳轮流交替。

放血法，急性期用三棱针在耳尖点刺放血，出血5~8滴，3天1次。

【注意事项】

1）耳针对慢性肝炎有一定的疗效，但对急性肝炎需要采取综合性治疗，而且进行隔离，防止传染。

2）肝炎具有传染性，在发病期间要注意将患者的生活用具等进行严格消毒。

3）平时注意输液和血制品的交叉感染，不可随意献血，禁止吸毒、卖血等不良途径。

4）饮食清淡，养成有规律的生活习惯，洁身自好。

第二节　呼吸系统疾病

一、感冒

【概述】感冒是常见的呼吸道疾病，一般多为病毒或细菌感染引起，四季都可能发生，以秋、冬两季多见。临床上主要以头痛、鼻塞、流鼻涕、喷嚏、怕冷发热为主症，可分为普通感冒和流行性感冒两种。其中普通型感冒，又称为"伤风"，主要表现为鼻部充血、水肿，分泌物增多，咽、喉部干燥，发痒，疼痛或有被火烧灼样的感觉，鼻塞、喷嚏，部分患者可有干咳，吐黏性痰，全身症状较轻，一般没有发热，病程在一周左右。流行性感冒是由流感病毒引起的，发病开始患者会感到怕冷发热，全身无力，腰酸背痛，头痛，食欲不振，伴有上述的急性呼吸道症状，一般1~2天达到病情的高峰，3~5天逐渐缓解。

中医认为：本病主要是感受风邪，常因起居失常、冷暖不调、淋雨过多，过度疲劳，或喝酒后受风导致机体抵抗力下降而发病。

【处方】

主穴：肺、内鼻、咽喉、气管、额、肾上腺。

配穴：发热，加耳尖、屏尖。偏头痛，加交感、颞。后头痛，加枕、晕区。头顶痛，加肝、顶。全身无力，加快活点、肝、脾、三焦。咳嗽，加气管、支气管、对屏尖。

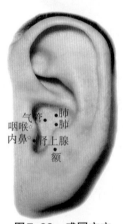

图7-32　感冒主穴

注：虚线图"◯"表示在里侧

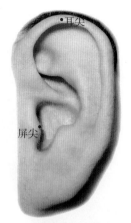

图7-33　感冒（发热）配穴

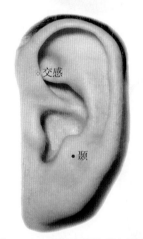

图7-34　感冒（偏头痛）配穴

注：虚线图"⚪"表示在里侧

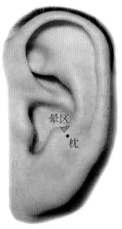

图7-35　感冒（后头痛）配穴

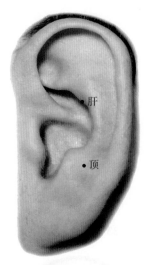

图7-36 感冒（头顶痛）配穴

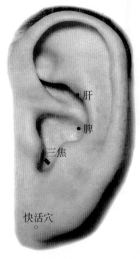

图7-37 感冒（全身无力）配穴

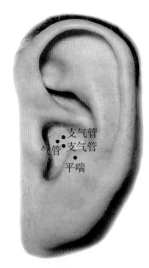

图7-38 感冒（咳嗽）配穴

【操作】毫针刺，中刺激，每次留针30分钟，每日1次，10次为一疗程。

贴压法，中强刺激，每次选5~7穴，用王不留行籽压贴在相应的穴位上，每天自觉按压3~5次，每次3~5分钟，5日换药1次，两耳轮流交替。

放血法，发热时用三棱针在耳尖、屏尖、肾上腺点刺放血，出血5~8滴，3天1次。

【注意事项】

1）感冒是一种常见病，需要与流脑、乙脑和流行性腮腺炎等病的初期阶段相鉴别。

2）耳针对本病有一定的疗效，但当出现高热持续不退，咳嗽加剧等重症时，要尽快采取综合性疗法。

3）发病期间要多休息，多喝水，保持室内空气流通，少去公共场所。

二、支气管炎

【**概述**】支气管炎是上呼吸道的常见病变，一般认为与长期吸烟，细菌或病毒感染，或物理、化学因素的刺激有关，如花粉、灰尘等。根据病程可分为急性和慢性两种。临床上急性支气管炎主要表现为突然发热、怕冷、咳嗽、身体疼痛，开始为干咳，喉咙发痒，胸骨后闷痛，2天后会咳出少量黏性痰液，经过一段时间发展为脓性痰，甚至痰中带有血丝，3~5天后发热减轻，但咳嗽可以持续1周或更长。慢性支气管炎则表现为长期的反复性咳嗽，咳痰，每次发作时间都要持续2个月以上，而且有2年以上的病史，病情轻的只是在早晨起床时或夜晚睡觉前症状明显，咳出的痰液多是白色黏液性或稀薄的泡沫样，病情严重时则咳痰、喘息的时间逐渐延长，可因为受凉或感冒加重，咳出的痰液为黄色，带有血丝，可以伴有头痛、发热、胃不舒服等。

中医认为：本病属于"咳嗽"、"痰证"、"饮证"、"喘证"的范畴，多因为风寒、热邪侵袭机体，或人体正气不足，肺、脾、肾三脏功能失调，导致本病迁延不愈。

【**处方**】

主穴：气管、支气管、平喘、神门、肺。

配穴：脾、肾、大肠、枕、内分泌。

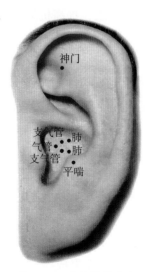

图7-39　支气管炎主穴

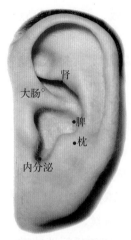

图7-40 支气管配穴
注：虚线图 "◯" 表示在里侧

【操作】毫针刺，中刺激，每次留针30分钟，每日1次，10次为一疗程。

贴压法，中强刺激，每次选5~7穴，用王不留行籽压贴在相应的穴位上，每天自觉按压3~5次，每次3~5分钟，5日换药1次，两耳轮流交替。

放血法，发热时用三棱针在耳尖点刺放血，出血5~8滴，3天1次。

【注意事项】

1）耳针对慢性支气管炎有较好的疗效，对于急性的要采取综合性治疗。

2）感冒流行期间，减少外出，避免诱发本病。急性发作时要卧床休息，防止病情加重。

3）平时注意锻炼身体，增强体质，提高机体免疫力，注意保暖。

三、支气管哮喘

【概述】支气管哮喘是一种反复发作性的疾病，其病因复杂，一般认为与家族遗传性疾病有关，如鼻炎、哮喘、湿疹、荨麻疹等。可发生于任何年龄、任何季节，特别是在寒冷季节和气候突然变化时发生。多数患者发病时，主要是吸入过敏因素而诱发，如花粉、灰尘、动物皮屑等。也可因为突然精神受到刺激、感染或内分泌紊乱等诱发。临床上主要表现为反复发作性喘息，喉中听到哮鸣声，常常伴有胸闷、气急、咳嗽、多痰，甚至呼吸困难，张口呼吸，严重的不能平卧，被迫坐位，脸色青紫。

中医认为：本病属于"哮证"、"喘证"的范畴，为痰饮伏肺而引发。一般由于外感风寒或风热，导致肺失肃降而凝聚成痰。或饮食不节，脾虚生痰。或肾虚不能纳气等促使本病发作。

【处方】

主穴：肺、支气管、对屏尖、肾上腺、内分泌。

配穴：喘息严重，加神门、交感、枕。呼吸困难，加肾、胸、皮质下。

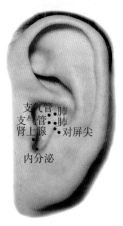

图7-41　支气管哮喘主穴

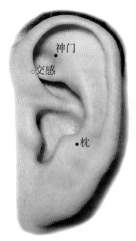

图7-42　支气管哮喘（喘息严重）配穴

注：虚线图"🝋"表示在里侧

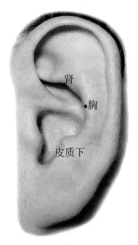

图7-43　支气管哮喘（呼吸困难）配穴

注：虚线图"🝋"表示在里侧

【操作】毫针刺，中刺激，每次留针30分钟，每日1次，10次为一疗程。

贴压法，中刺激，每次选5~7穴，用王不留行籽压贴在相应的穴位上，每天自觉按压3~5次，每次3~5分钟，5日换药1次，两耳轮流交替。

放血法，用三棱针在耳尖点刺放血，出血5~8滴，3天1次。

【注意事项】

1）耳针对病情轻时有较好的疗效，但在急性发作时应采取综合治疗以控制症状为主。

2）在疾病的缓解期间，应配合体针和灸法治疗，进行预防。

3）平时锻炼身体，注意保暖，认真查找过敏原，尽量避免接触而诱发本病。

4）注意饮食调节，戒烟、戒酒，少吃或不吃辛辣刺激、油腻和海腥发物。

四、胸痛

【概述】胸痛是临床上的一种常见症状，常常由胸腔内的疾病引起，如胸部外伤、肺炎、肺结核、肋间神经痛、肺脓肿、胸膜炎、心绞痛、食道癌、带状疱疹等都可以导致。其发病原因不同，临床表现也各有不同，可以为刺痛、闷痛、灼痛、空痛、绞痛等。

中医认为：胸痛主要是因为肝郁气滞，或痰浊内阻胸间，或外伤血瘀等，导致胸部经气不通，"不通则痛"而发病。

【处方】

主穴：疼痛相应部位、神门、交感、枕、肝、肾。

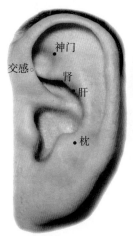

图7-44 胸痛主穴

注：虚线图 "◌" 表示在里侧

【操作】毫针刺，中刺激，每次留针30分钟，每日1次，10次为一疗程。

贴压法，中刺激，每次选5~7穴，用王不留行籽压贴在相应的穴位上，每天自觉按压3~5次，每次3~5分钟，5日换药1次，两耳轮流交替。

放血法，用三棱针在相应部位点刺放血，出血5~8滴，3天1次。

【注意事项】

1）胸痛只是一种症状，治疗前需要做系统检查，以明确诊断，采取相对应的疗法。

2）平时注意保持心情愉快，避免过度劳累，减少各种不良因素的刺激。

3）积极治疗原发病，树立战胜疾病的信心。

第三节　循环系统疾病

一、高血压病

【概述】高血压病是一种常见的慢性疾病，也是心脑血管病最主要的危险因素，多数病人无明显症状，常在体检时，或一些因伴随症状就诊时才偶然发现，其发病原因还不是很明确，一般认为与家族遗传有关，也与年龄、形体的胖瘦、职业、情绪以及饮食有一定的联系。临床上以体循环动脉血压（收缩压和/或舒张压）增高为主要特征（收缩压≥140mmHg，舒张压≥90mmHg），可伴有心、脑、肾等器官的功能或器质性损害。在安静状态下，舒张压<110mmHg和/或收缩压<180mmHg为轻、中度高血压，舒张压≥110mmHg和/或收缩压≥180mmHg以上为重度高血压，常常伴有头痛、头晕、头胀、眼花、耳鸣、心悸、失眠、健忘等，严重时出现心、脑、肾、眼的损害和功能障碍。

中医认为：本病属于"头痛"、"眩晕"的范畴，认为与肝阳偏亢，或肾气不足有密切关系，常常因情绪激动、兴奋或饮食失节而诱发。

【处方】

主穴：降压点、心、额、皮质下、肝、交感、肾上腺。

配穴：情绪不稳定，加神门、枕。头晕，加枕、晕区。出现心、脑、肾的损害，加脑、肾、内分泌。

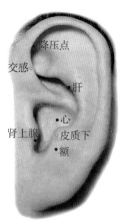

图7-45　高血压主穴

注：虚线图"○"表示在里侧

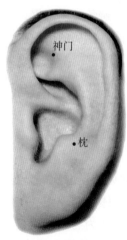

图7-46　高血压（情绪不稳定）配穴

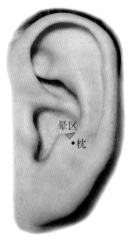

图7-47　高血压（头晕）配穴

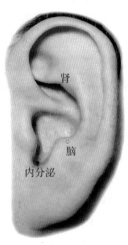

图7-48　高血压（出现心、脑、肾损害）配穴

注：虚线图"🔅"表示在里侧

【操作】毫针刺，中刺激，每次留针30分钟，每日1次，10次为一疗程。

贴压法，中强刺激，每次选5~7穴，用王不留行籽压贴在相应的穴位上，每天自觉按压3~5次，每次3~5分钟，5日换药1次，两耳轮流交替。

放血法，发热时用三棱针在耳尖点刺放血，出血5~8滴，3天1次。

【注意事项】

1）耳针对轻度高血压有较好的疗效，多数中重度高血压可以改善症状，但必须配合降压药治疗。

2）长期服用降压药的患者，耳针治疗时不可突然停药，治疗一段时间待血压逐渐降至正常，自觉症状明显好转或基本消失后，才可以逐渐减少用量。

3）如果是某些慢性疾病引起的，应积极治疗原发病。

4）平时注意定时检查血压，每日食盐量在6克以内，饮食清淡。

二、低血压

【概述】低血压是指动脉血压降低的一种病症，病因不是很明确，多与遗传或体质、饮食有关。一般认为收缩压在90mmHg以下，舒张压在60mmHg以下或更低时称为低血压。根据发病原因，可分为急性低血压和慢性低血压。急性低血压在临床上主要表现为血压从正常或较高水平突然、明显下降，出现昏厥或休克，多在大量失水后，如腹泻、烧伤或呕吐，或大量失血后，如心肌梗死、脑血栓、严重感染、心律失常、急性胰腺炎等。慢性低血压根据原因，又可分为体位性低血压、内分泌功能紊乱所导致的低血压，或营养不良导致的低血压。

中医认为：本病属于"眩晕"、"虚损"的范畴，为气血亏虚所致，与心、肺、脾、肾等脏腑功能失调有关。

【处方】

主穴：心、肾上腺、升压点、脑垂体、内分泌、肝、肾。

配穴：头晕，加枕、额。疲乏无力，加脾。记忆力减退，加皮质下、缘中。心悸胸闷，加胸、神门。

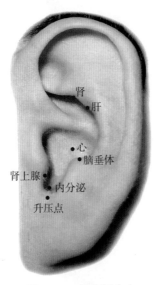

图7-49　低血压主穴

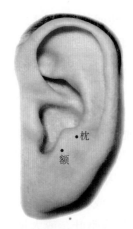

图7-50 低血压（头晕）配穴

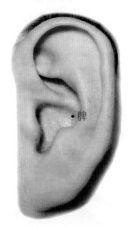

图7-51 低血压（疲乏无力）配穴

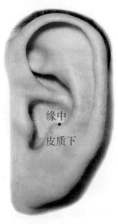

图7-52 低血压（记忆力减退）配穴

注：虚线图"✿"表示在里侧

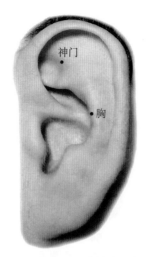

图7-53 低血压（心悸胸闷）配穴

【操作】毫针刺，弱刺激，每次留针30分钟，每日1次，10次为一疗程。

贴压法，弱刺激，每次选5~7穴，用王不留行籽压贴在相应的穴位上，每天自觉按压3~5次，每次3~5分钟，5日换药1次，两耳轮流交替。

【注意事项】

1）耳针对低血压有较好的疗效，但因病因复杂，而且多伴有其他的相关疾病，所以在治疗前应明确诊断，积极治疗原发病。

2）老年血压低时，平时行动不要过快过猛，要缓慢进行。

3）平时锻炼身体，改善体质，增加营养，多喝水，适当增加食盐量。

三、冠心病

【概述】冠心病是冠状动脉粥样硬化性心脏病的简称，主要是由于冠状动脉狭窄或闭塞而导致的一种病症，发病原因很多，一般认为与平时喜欢食用脂肪和糖分高的食物，或动脉血管的病变有关。临床上主要表现为阵发性前胸压榨性疼痛，可以向左侧上肢放射，部分患者伴有窒息感，往往迫使患者立即停止活动，疼痛多持续1~5分钟，口服硝酸甘油多能缓解。严重时，疼痛剧烈，常伴有发热、休克等危急症状，常常因受寒、吃的过饱，情绪激动而诱发。

中医认为：本病属于"心痛"、"胸痹"、"厥心痛"的范畴，与年老体衰，肾气不足，情志内伤，思虑劳倦等有关。

【处方】

主穴：心、胸、小肠、皮质下、交感。

配穴：情绪不畅，加肝、神门。疼痛剧烈，加神门、枕。

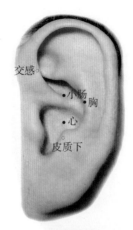

图7-54 冠心病主穴

注：虚线图"◌"表示在里侧

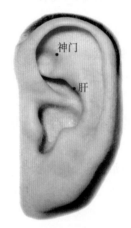

图7-55 冠心病（情绪不畅）配穴

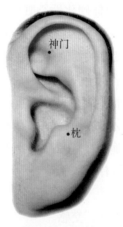

图7-56 冠心病（疼痛剧烈）配穴

【操作】毫针刺，弱刺激，每次留针30分钟，每日1次，10次为一疗程。

贴压法，弱刺激，每次选5~7穴，用王不留行籽压贴在相应的穴位上，每天自觉按压3~5次，每次3~5分钟，5日换药1次，两耳轮流交替。

【注意事项】

1）耳针对本病的缓解时期有较好的疗效，但在急性期要采取综合性的治疗。

2）平时注意饮食调节，尽量少食用含脂肪和糖量高的食物，减少发病的几率。

3）保持心情愉快，情绪稳定，避免各种诱发因素。

四、心律失常

【概述】心律失常是指心脏的正常节律发生变化的病变，大部分由各种心脏病引起，可以分为心动过速、心动过缓和心律不齐，临床上主要表现为心悸、胸痛、胸闷、呼吸困难，严重时会出现心脏搏动突然停止，常常伴有头痛、头晕、睡眠不佳等症状。

中医认为：本病属于"心悸"、"怔忡"的范畴，多由于气血不足、阴虚火旺或水饮内停，使心阳不振或痰热上扰等引起。

【处方】

主穴：心、小肠、胸、交感、神门、皮质下。

配穴：心动过速，加心脏点。心动过缓，加肝、肾上腺。

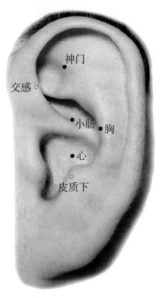

图7-57　心律失常主穴

注：虚线图"⌖"表示在里侧

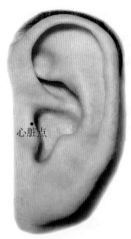

图7-58　心律失常（心动过速）配穴

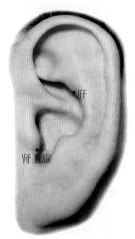

图7-59　心律失常（心动过缓）配穴

【操作】毫针刺，弱刺激，每次留针30分钟，每日1次，10次为一疗程。

贴压法，弱刺激，每次选5~7穴，用王不留行籽压贴在相应的穴位上，每天自觉按压3~5次，每次3~5分钟，5日换药1次，两耳轮流交替。

【注意事项】

1）耳针对心律失常有一定的疗效，但本病的病因复杂，治疗时要积极查找原发病，以明确诊断，对症治疗。

2）如果出现心力衰竭等危急情况，要及时采取综合性的治疗，以免耽误病情。

3）在治疗期间患者要保持良好的心态，避免忧虑、紧张、生气、激动等情绪的刺激。

五、心肌炎

【概述】心肌炎是指细菌或病毒所引起的一种疾病，其病因多有以下三种：传染病所导致、过敏因素或化学物理因素等造成。根据发病速度，可分为急性、亚急性和慢性三种。临床上主要表现为：心脏扩大、心脏跳动加快、心律不齐，部分患者伴有胸部疼痛、胀闷等不舒服的感觉。

中医认为：本病属于"胸痹"的范畴，多由于外感风湿、热邪，或因为风寒湿邪化热，阻滞经络而耗伤气阴，气血不足，心失濡养所导致。

【处方】

主穴：心、胸、小肠、皮质下、内分泌。

配穴：心率加快，加心脏点。胸痛，加神门、交感、枕。

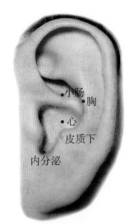

图7-60　心肌炎主穴

注：虚线图"○"表示在里侧

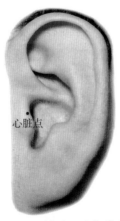

图7-61　心肌炎（心率加快）配穴

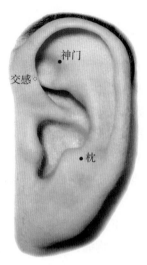

图7-62 心肌炎（胸痛）配穴
注：虚线图"○"表示在里侧

【操作】毫针刺，弱刺激，每次留针30分钟，每日1次，10次为一疗程。

贴压法，弱刺激，每次选5~7穴，用王不留行籽压贴在相应的穴位上，每天自觉按压3~5次，每次3~5分钟，5日换药1次，两耳轮流交替。

【注意事项】

1）耳针对本病有一定的疗效，但病情严重时配合药物输液等综合性治疗。

2）在治疗期间患者要保持良好的心态，避免忧虑、紧张、生气、激动等情绪的刺激。

3）平时注意生活调养，避免受到风、寒、湿、热邪的侵袭。

六、风湿性心脏病

【概述】风湿性心脏病是一种常见的心脏病，在发病前常常有其他疾病的发病史，如化脓性扁桃体炎，或风湿性关节炎等。临床上主要表现为心悸、心慌、气急，剧烈活动时加重，部分患者在风湿活动时，可伴有发热、气喘、疲乏无力等症。

中医认为：本病属于"心悸"、"怔忡"的范畴，多由于外感风湿热或风寒湿入里化热，导致邪气由表入里，阻滞经络而使气血不足，阴阳失调而使心失濡养。

【处方】

主穴：心、肺、小肠、胸、皮质下。

配穴：风湿活动时，加脾、三焦。胸痛，加神门、交感、枕。

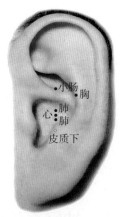

图7-63　风湿性心脏病主穴

注：虚线图"⟨⟩"表示在里侧

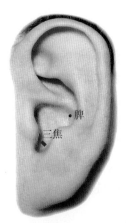

图7-64　风湿性心脏病（风湿活动时）配穴

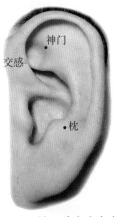

图7-65　风湿性心脏病（胸痛）配穴

注：虚线图"⟨⟩"表示在里侧

【操作】毫针刺，弱刺激，每次留针30分钟，每日1次，10次为一疗程。

贴压法，弱刺激，每次选5~7穴，用王不留行籽压贴在相应的穴位上，每天自觉按压3~5次，每次3~5分钟，5日换药1次，两耳轮流进行。

【注意事项】

1）耳针对本病有一定的疗效，但病情严重时配合药物、输液等综合性治疗。

2）在治疗期间患者要保持良好的心态，避免忧虑、紧张、生气、激动等情绪的刺激。

3）平时注意生活调养，避免受到风、寒、湿、热邪的侵袭。

第四节　神经系统疾病

一、神经衰弱

【概述】神经衰弱是神经系统中常见的一种疾病，多见于青壮年，多因为长期的精神负担，或情绪不稳定，或脑力劳动者劳逸结合不当等引起。临床上主要表现为失眠，难以入睡，或睡后容易醒，睡眠时间短，醒后不能再入睡，严重的整夜不能睡，常常伴有多梦、心慌、心烦、容易激动、生气、多汗、疲乏无力、记忆力减退等症。

中医认为：本病属于"不寐"的范畴，病位在心，多因思虑忧愁，操劳太过，损伤心脾，气血虚弱，心神失养，或肾阴亏虚，阴虚火旺，心肾不交，或脾胃不和，痰湿内蕴化热，上扰心神等引起。

【处方】

主穴：心、脾、神门、皮质下、交感、神经衰弱区、神经衰弱点。

配穴：情绪激动，加肝、胰胆。记忆力减退，加脑、肾。

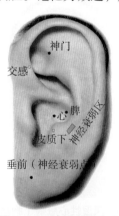

图7-66　神经衰弱主穴

注：虚线图"〇"表示在里侧

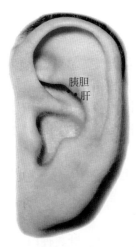

图7-67　神经衰弱（情绪激动）配穴

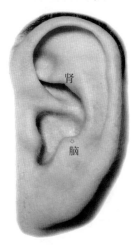

图7-68　神经衰弱（记忆力减退）配穴

注：虚线图"○"表示在里侧

【操作】毫针刺，中刺激，每次留针30分钟，每日1次，10次为一疗程。

贴压法，中强刺激，每次选5~7穴，用王不留行籽压贴在相应的穴位上，每天自觉按压3~5次，每次3~5分钟，5日换药1次，两耳轮流进行。

【注意事项】

1）耳针治疗神经衰弱有较好的疗效，但在治疗前应作各种系统检查以明确诊断，并同时积极治疗原发病。

2）因一时情绪紧张，或环境改变、吵闹不适应等而引起的，不属于病理范畴，只要解除有关因素就可以恢复正常。

3）脑力劳动者平时要注意劳逸结合得当，睡觉前可听轻音乐等助眠。

二、头痛

【概述】头痛是一种常见症状，引起头痛的原因很多，发病机制尚不是很明确，如神经衰弱，月经期头痛，或由于全身性或局部的炎症刺激牵拉引起，如脑膜炎，脑血管痉挛。一般不同部位头痛的原因不同，如前头痛多因眼睛、鼻子、咽喉等疾病引起。一侧痛可因耳朵的病变引起。后头痛可因高血压、脑部肿瘤、脑震荡后遗症、颈椎病等引起。全头痛可因脑动脉硬化或感染性中毒引起。

中医认为：本病多与内伤七情，外感风寒湿邪，或肝阳上亢，或跌打损伤等有关，根据经络可分为阳明经头痛、少阳经头痛、太阳经头痛和厥阴经头痛。

【处方】

主穴：枕、颞、额、顶、皮质下、肝、神门。

配穴：相应部位，后头痛，加枕小神经点，交感。

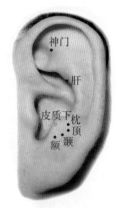

图7-69 头痛主穴

注：虚线图"○"表示在里侧

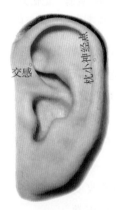

图7-70 头痛（后头痛）配穴

注：虚线图"○"表示在里侧

【操作】毫针刺，中刺激，每次留针30分钟，每日1次，10次为一疗程。

贴压法，中强刺激，每次选5~7穴，用王不留行籽压贴在相应的穴位上，每天自觉按压3~5次，每次3~5分钟，5日换药1次，两耳轮流交替。

放血法，头痛目赤或伴发热时用三棱针在耳尖或相应部位点刺放血，出血5~8滴，3天1次。

【注意事项】

1）耳针对某些原因引起的头痛有较好的疗效，但对于身体器官本身的病变引起的头痛，不是很明显，因而在治疗前要积极查明原因，以对症治疗。

2）在治疗时，要给予患者精神上的安慰和鼓励，使患者树立战胜疾病的信心。

3）平时保持心情愉快，饮食调养。

三、眩晕

【概述】眩晕是一种主观感觉上的异常，"眩"指眼花，"晕"指头晕，以患者自己感觉在旋转，或周围事物旋转为主证，病因很多，常见的有高血压、低血压、贫血、体质虚弱、失眠或神经衰弱等。

中医认为：本病属于"头眩"、"掉眩"、"冒眩"的范畴，多由于肝郁气滞，劳累过度，或肾精亏虚，气血不足等，导致脑部失去濡养而成。

【处方】

主穴：肾上腺、皮质下、脑、枕、神门、额。

配穴：肝郁气滞，加肝、胰胆、交感。痰多，加脾、三焦、缘中。体质虚弱，加脾、胃。

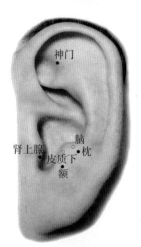

图7-71　眩晕主穴

注：虚线图"◌"表示在里侧

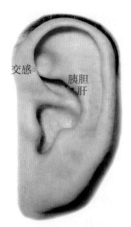

图7-72 眩晕（肝郁气滞）配穴

注：虚线图 "〇" 表示在里侧

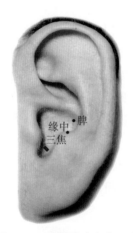

图7-73 眩晕（痰多）配穴

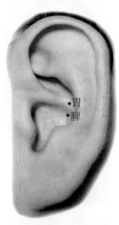

图7-74 眩晕（体质虚弱）配穴

【操作】毫针刺，中刺激，每次留针30分钟，每日1次，10次为一疗程。

贴压法，中强刺激，每次选5~7穴，用王不留行籽压贴在相应的穴位上，每天自觉按压3~5次，每次3~5分钟，5日换药1次，两耳轮流交替。

放血法，发热时用三棱针在耳尖或相应部位点刺放血，出血5~8滴，3天1次。

【注意事项】

1）耳针对眩晕有较好的疗效，但对于身体器官本身的病变引起的眩晕不是很明显，因而在治疗前要积极查明原因，以对症治疗。

2）平时注意饮食调节，少食用油腻和脂肪量高的食物，应以清淡为主，戒烟戒酒。

四、脑震荡后遗症

【概述】脑震荡后遗症是指受外伤后，发生短暂的意识丧失，清醒后可发生遗忘、头痛、头晕、头部麻木、恶心、呕吐、嗜睡等。患者在恢复期或3个月，头部仍然有胀痛，有被绳子紧束的感觉，看书等脑力劳动后加重，常常伴有头晕、耳鸣、记忆力减退、失眠等功能失调的症状。

中医认为：本病多由于外伤使气血阻滞，脑失去濡养而致。

【处方】

主穴：肾、脑、脑干、皮质下、心。

配穴：相应部位、枕小神经点、交感、神门。

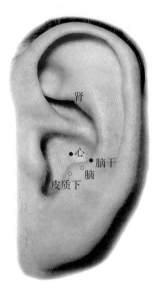

图7-75 脑震荡后遗症主穴

注：虚线图"⟨⟩"表示在里侧

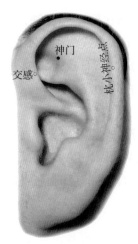

图7-76 脑震荡后遗症配穴

注：虚线图 "〇" 表示在里侧

【操作】毫针刺，中刺激，每次留针30分钟，每日1次，10次为一疗程。

贴压法，中强刺激，每次选5~7穴，用王不留行籽压贴在相应的穴位上，每天自觉按压3~5次，每次3~5分钟，5日换药1次，两耳轮流交替。

放血法，发热时用三棱针在耳尖或相应部位点刺放血，出血5~8滴，3天1次。

【注意事项】

1）本病病因单纯，因而耳针对本病有较好的疗效，必要时可配合其他疗法。

2）本病重在预防，一旦发生应积极治疗。

五、三叉神经痛

【概述】三叉神经痛是指在面部三叉神经分布区内，出现短暂的、阵发性的、放射样疼痛，中年女性多见，有原发性和继发性之分。临床上主要表现为面部阵发性的、烧灼样痛或刺痛，每次发作数秒钟或一两分钟，一天之内可以发作很多次，部分患者可延续数月。眼睛上下、鼻旁、口角周围等地方可由压痛，触摸时会引起疼痛，在洗脸、刷牙、说话、吃饭，甚至走路时均可以引起疼痛，常可伴有局部抽搐、面部皮肤发红、流眼泪等症状。

中医认为：本病属于"面痛"、"面颊痛"的范畴，多与外感风邪、情志不调、外伤等因素有关。

【处方】

主穴：面颊、额、三焦、皮质下、脑干。

配穴：相应部位，外鼻、外耳、大肠。

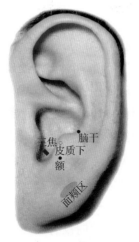

图7-77 三叉神经痛主穴

注：虚线图"⚪"表示在里侧

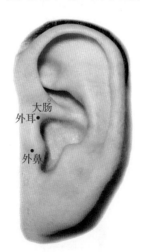

图7-78 三叉神经痛配穴

注：虚线图"⚪"表示在里侧

【操作】毫针刺，中刺激，每次留针30分钟，每日1次，10次为一疗程。

贴压法，中强刺激，每次选5~7穴，用王不留行籽压贴在相应的穴位上，每天自觉按压3~5次，每次3~5分钟，5日换药1次，两耳轮流交替。

【注意事项】

1）三叉神经痛是一种顽固性疾病，耳针有一定的止痛效果，对于继发性的，要积极查找原发病，并积极治疗。

2）在治疗期间患者要积极配合，并要坚持治疗。

六、面神经炎

【概述】面神经炎，又称面神经麻痹，俗称"面瘫"，是一侧口眼歪斜为主症的一种疾病，又称"口眼歪斜"。引起面神经炎的病因有多种，临床上根据损害发生部位可分为中枢性面神经炎和周围性面神经炎两种。中枢性面神经炎病变位于面神经核以上至大脑皮层之间的皮质延髓束，通常由脑血管病、颅内肿瘤、脑外伤、炎症等引起。周围性面神经炎病损发生于面神经核和面神经。临床上主要表现为急性起病，一侧面部肌肉突然瘫痪，部分患者在发病前几天在同侧耳后、耳内或面部的轻度疼痛，几日后消失。多数患者往往在早晨洗脸、漱口时，突然发现面颊动作不灵活，或口角歪向另一边，患侧面部不能做各种表情，前额纹消失，眼睛不能闭合，口角下垂，一般多偏向没有发病的一侧，不能鼓腮、吹口哨，吃东西时会有残留物在口内，无法全部咀嚼咽下。

中医认为：本病多因风寒或风热邪气，乘虚侵袭面部，导致气血运行不畅，面部经络阻滞，肌肉失去约束而出现口眼歪斜。

【处方】

主穴：脑、脑干、皮质下、内分泌、肾上腺、三焦。

配穴：相应部位，肝、脾、肾。

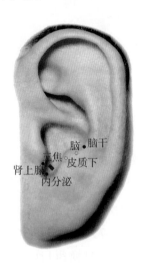

图7-79 面神经炎主穴

注：虚线图"○"表示在里侧

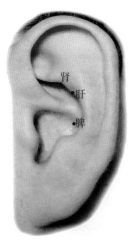

图7-80　面神经炎配穴

【操作】毫针刺，中刺激，每次留针30分钟，每日1次，10次为一疗程。

贴压法，中强刺激，每次选5~7穴，用王不留行籽压贴在相应的穴位上，每天自觉按压3~5次，每次3~5分钟，5日换药1次，两耳轮流交替。

【注意事项】

1）耳针对本病有较好的疗效，如果配合体针则是目前治疗本病安全有效的首选方法。

2）平时注意面部尽量避免风寒的直接侵袭，必要时戴眼罩和口罩。

3）治疗时因眼睛不能完全闭合，灰尘等容易侵入，应每日点眼药水2~3次，以预防感染。

七、面肌痉挛

【概述】面肌痉挛，又称"面肌抽搐"，发病原因不是很明确，一般认为是面神经炎，或面神经麻痹长期不能治愈留下的后遗症。当面部的神经受到刺激、精神紧张、用眼过度或过度劳累时会诱发本病。临床上主要表现为开始为眼睛周围的肌肉不定时的抽搐，逐渐慢慢地扩散到同侧面部的其他肌肉，口角肌肉抽搐时不容易被人注意到，睡觉后抽搐停止，常常伴有轻微疼痛，晚期可以出现肌肉无力、肌肉萎缩和肌肉瘫痪。

中医认为：本病属于面部经筋出现筋急的病变。多为风、寒、湿邪侵入面部经脉，导致经气受阻，血虚生风而抽搐，或因情志不畅、肝肾阴虚所致。

【处方】

主穴：口、三焦、眼、面颊、神门、脑干、肝、皮质下。

配穴：相应部位、大肠、枕。

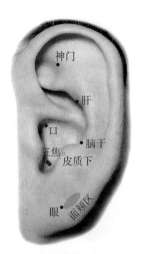

图7-81 面肌痉挛主穴

注：虚线图"◯"表示在里侧

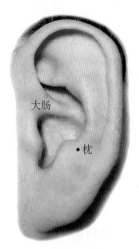

图7-82 面肌痉挛配穴

注：虚线图"◯"表示在里侧

【操作】毫针刺，中刺激，每次留针30分钟，每日1次，10次为一疗程。

贴压法，中强刺激，每次选5~7穴，用王不留行籽压贴在相应的穴位上，每天自觉按压3~5次，每次3~5分钟，5日换药1次，两耳轮流交替。

【注意事项】

1）耳针治疗面肌痉挛一般可以缓解症状，减少发作次数和程度，但对于病程较长而症状较重的疗效不是很理想，只可作为辅助疗法。

2）患者平时应保持心情舒畅，防止精神紧张和急躁。

八、幻肢痛

【概述】幻肢痛是指患者肢体被截去以后，仍然感觉到已经失去的肢体疼痛的一种病症。临床上患者多感觉疼痛剧烈，或灼痛或撕裂痛，或刺痛，或挤压痛等不同，即使用止痛药和高效的镇痛剂如杜冷丁、吗啡都难以止住疼痛。多见于成年人，少数儿童会紧抱患侧肢体，呼痛声连连，坐卧不安，甚至整夜不能睡觉，痛苦不堪。

【处方】

主穴：皮质下、神门、枕小神经点。

配穴：相应部位。疼痛剧烈，加交感、枕。不能睡觉，加神经衰弱区、神经衰弱点（垂前）。

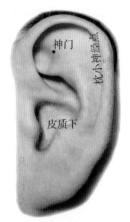

图7-83　幻肢痛主穴
注：虚线图"◌"表示在里侧

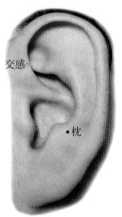

图7-84　幻肢痛（疼痛剧烈）配穴
注：虚线图"◌"表示在里侧

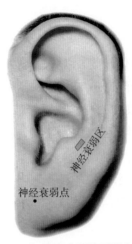

图7-85 幻肢痛（不能睡觉）配穴

【操作】毫针刺，中刺激，每次留针30分钟，每日1次，10次为一疗程。

贴压法，中强刺激，每次选5~7穴，用王不留行籽压贴在相应的穴位上，每天自觉按压3~5次，每次3~5分钟，5日换药1次，两耳轮流交替。

放血法，不能睡觉的用三棱针在耳尖或相应部位点刺放血，出血5~8滴，3天1次。

【注意事项】

1）耳针对本病有较好的治疗效果，可以使疼痛缓解或消失。

2）本病心理因素占很大的原因，在治疗时，一定要给予患者精神上的安慰和鼓励。

九、癫痫

【概述】癫痫，俗称"羊痫风"，是一种大脑功能暂时性紊乱所导致的疾病，常常反复发作。根据原因可分为原发性和继发性两种。原发性可能与家族遗传有关，继发性可能与脑部疾病有关，如脑炎、脑膜炎、脑肿瘤、脑外伤、脑寄生虫或先天性脑部缺陷等。根据临床表现可分为四种：

癫痫大发作：多数在发作前有先兆，会突然尖叫一声，意识丧失，然后全身肌肉抽搐，头转向一侧，两手紧握拳头，牙关紧闭，脸色发红，口吐白沫，两个眼睛往上翻露出白睛，严重时咬破舌头，大小便失禁，几分钟后停止抽搐，进入昏睡状态，大约半小时后会逐渐清醒。

癫痫小发作：多见于儿童，为短暂的意识障碍，没有全身抽搐，多是在谈话间突然停止说话，两眼发直，停止走路，如果手中有东西会立刻掉落，一般几秒钟后意识立即恢复，又像正常人。

癫痫精神运动性发作：主要以精神失常为主症，如没有意识地咀嚼、脱衣服、搬东西、跑步前进等，可以持续数分钟，没有全身抽搐，一般恢复后不知道刚刚发生的事。

癫痫局限性发作：主要为一侧肢体抽搐，或感觉异常，但没有意识障碍。

中医认为：本病多因为风、痰、火、瘀以及先天性因素，使气血逆乱，蒙蔽清窍所导致。

【处方】

主穴：癫痫点、脑干、皮质下、脑、神门、枕。

配穴：意识丧失，加枕小神经点。风邪侵袭，加肝、肾。

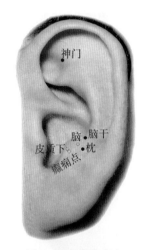

图7-86　癫痫主穴

注：虚线图"⚬"表示在里侧

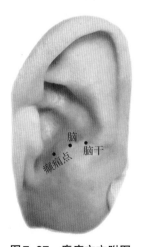

图7-87　癫痫主穴附图

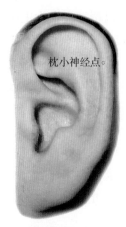

图7-88 癫痫（意识丧失）配穴

注：虚线图 "〇" 表示在里侧

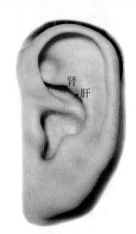

图7-89 癫痫（风邪侵袭）配穴

【操作】毫针刺，中刺激，每次留针30分钟，每日1次，10次为一疗程。

贴压法，中强刺激，每次选5~7穴，用王不留行籽压贴在相应的穴位上，每天自觉按压3~5次，每次3~5分钟，5日换药1次，两耳轮流交替。

放血法，突然能发作时用三棱针在耳尖或相应部位点刺放血，出血5~8滴，3天1次。

【注意事项】

1）耳针治疗癫痫小发作有较好的疗效，可以延迟发作时间和减少次数，症状减轻。

2）对于继发性癫痫的，应作系统检查以明确诊断，积极治疗原发病。

3）对于癫痫的稳定期也要坚持治疗，以减少发作。

4）如果癫痫发作时伴有高热或昏迷的应立即采取综合性治疗。如果发作频繁，可配合药物。

十、癔症

【概述】癔症，又称"歇斯底里"，是一种心理性疾病，与情绪关系密切，在首次发作前常有强烈的精神创伤史。临床上主要表现为情绪失常，如喜、怒、哭、笑无常或抑郁、忧虑，或喉咙间好像有东西梗阻，不能吞咽，部分患者会突然昏厥或瘫痪，或不能说话，失明等。

中医认为：本病多与患者机体虚弱有关，因情志不畅、郁怒伤肝、思虑伤脾等，导致气血不足，心神不宁，脏腑气机失和而发病。

【处方】

主穴：心、脑、神门、额、肝、脑干、身心穴、快活穴，身心穴对应耳背部点。

配穴：情绪不畅，加内分泌、枕。不能说话、失明，加眼、口。

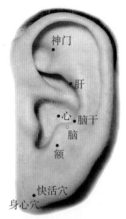

图7-90　癔症主穴

注：虚线图"⊙"表示在里侧

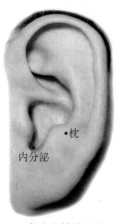

图7-91　癔症（情绪不畅）配穴

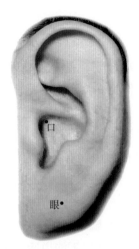

图7-92　癔症（不能说话、失明）配穴

【操作】毫针刺，中刺激，每次留针30分钟，每日1次，10次为一疗程。

贴压法，中强刺激，每次选5~7穴，用王不留行籽压贴在相应的穴位上，每天自觉按压3~5次，每次3~5分钟，5日换药1次，两耳轮流交替。

【注意事项】

1）本病是一种情志病，治疗时要注意语言对患者的暗示作用，应尽量消除思想顾虑，树立战胜疾病的信心。

2）耳针对本病有一定的疗效，但应作系统检查以明确诊断，排除器质性病变。

十一、精神分裂症

【概述】精神分裂症是由于受到严重的精神刺激或其他原因引起的大脑功能紊乱的一种疾病。多见于青壮年，一般认为与遗传，或患者本身的心理素质，或内分泌功能失调，或急性传染病等感染性疾病有关。在临床上的表现形式很多，主要可以分为躁狂型精神病、抑郁性精神病、强迫性精神病、迟钝性精神病等类型。

中医认为：本病属于"癫证"、"狂证"、"郁证"的范畴，其中癫证多由于情志不畅、思虑太过，导致肝气郁结，心脾受损，以致痰气郁结，上犯清窍而为病，表现为精神抑郁，表情淡漠，多疑、多虑，沉默痴呆等。狂证则由于心肝痰火上亢，导致神志不清，狂躁不安宁而为病，表现为精神错乱，哭笑无常，烦躁多动，不管是否有理、无理还出现打人、乱扔、乱摔东西等。

【处方】

主穴：心、肝、脑干、额、身心穴、快活穴、皮质下。

配穴：狂躁不安，加肾、神门、枕。抑郁、痴呆，加脾、神门。

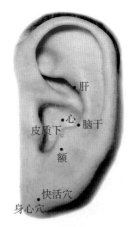

图7-93 精神分裂症主穴

注：虚线图"⚬"表示在里侧

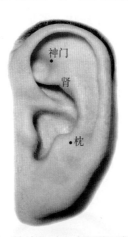

图7-94 精神分裂症（狂躁不安）配穴

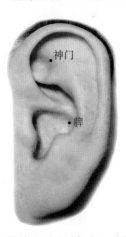

图7-95 精神分裂症（抑郁、痴呆）配穴

【操作】毫针刺，中刺激，每次留针30分钟，每日1次，10次为一疗程。

贴压法，中强刺激，每次选5~7穴，用王不留行籽压贴在相应的穴位上，每天自觉按压3~5次，每次3~5分钟，5日换药1次，两耳轮流交替。

放血法，躁狂时用三棱针在耳尖点刺放血，出血5~8滴，3天1次。

【注意事项】

1）耳针对本病有较好的疗效，但治疗前对癫证要明确诊断，对狂证要进行严密的监护，防止自杀以及乱打人和毁坏东西等。

2）在治疗期间，患者家属要积极配合，同时结合心理治疗，以提高疗效。

3）本病容易复发，应该在病情缓解阶段坚持治疗，以巩固疗效。

十二、疲劳综合征

【概述】疲劳综合征是一组临床症状，多是许多急慢性疾病的伴随症状，如神经衰弱、甲状腺功能低下、糖尿病以及妇科疾病、肿瘤等，或过度活动和紧张劳动后疲乏无力加重，包括精神和身体两方面。

中医认为：本病属于"虚证"的范畴，或由于先天禀赋不足，或后天脾胃功能失调，导致气血生化无源，机体失去濡养，而致疲乏无力。

【处方】

主穴：脾、胃、口、三焦、内分泌、肝、肾。

配穴：相应部位、身心穴、快活穴。

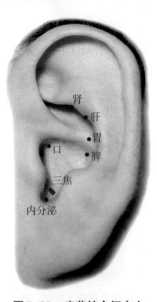

图7-96　疲劳综合征主穴

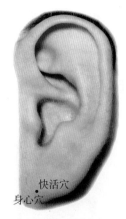

快活穴

身心穴

图7-97　疲劳综合征配穴

【操作】毫针刺，中刺激，每次留针30分钟，每日1次，10次为一疗程。

贴压法，中强刺激，每次选5~7穴，用王不留行籽压贴在相应的穴位上，每天自觉按压3~5次，每次3~5分钟，5日换药1次，两耳轮流交替。

放血法，用三棱针在耳尖或相应部位点刺放血，出血5~8滴，3天1次。

【注意事项】

1）耳针对本病有一定的疗效，但治疗前应明确诊断，查找和积极治疗原发病。

2）患者平时注意锻炼身体，加强营养，增强免疫力，防止疾病的发生。

3）平时注意劳逸结合，避免过度劳累，保持心情愉快。

十三、脑血管病变

【概述】脑血管病变有很多种，常见的为脑出血、脑血栓形成、脑栓塞、脑血管痉挛和蛛网膜下隙出血，各种疾病的病因不同，表现也不同。

脑出血：常常有动脉硬化或高血压病史，起病突然，昏迷，半身不遂，严重时四肢瘫痪，瞳孔不对称或缩小，呼吸困难。

脑栓塞：多见于青年，常常有心脏病史或骨折等其他易发生的栓子的疾病引起，起病急骤，神志清楚或昏迷，偏瘫，或出现惊厥，脑脊液检查多为正常。

蛛网膜下隙出血：多见于中、青年，常有颅内血管病或动脉硬化病史，发病急骤，有剧烈头痛、呕吐，甚至昏迷，少数病人出现偏瘫，脑脊液血性，颅内压增高。

脑血管痉挛：发病急骤，起病前有眩晕、头痛、恶心、呕吐等先兆，血压明显升高，立即出现偏瘫，失明，失语或昏迷抽搐等。病程较短，1~2小时内可以自己痊愈，一般没有后遗症，但容易反复发作。

中医认为：本病属于"中风"的范畴，是多种因素所导致的复杂的病理过程，多由于肝风内动、情志过极、饮食不节或痰浊内生等，日久导致风、火、痰浊、瘀血等病邪上扰清窍，以致于"窍闭神昏"而发生。

【处方】

主穴：脑、脑干、皮质下、心、耳大神经点、枕小神经点。

配穴：相应部位，三焦、肝、脾、肾。

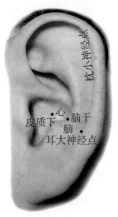

图7-98　脑血管病变主穴

注：虚线图"⊙"表示在里侧

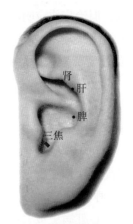

图7-99　脑血管病变配穴

【操作】毫针刺，弱刺激，每次留针30分钟，每日1次，10次为一疗程。

贴压法，弱刺激，每次选5~7穴，用王不留行籽压贴在相应的穴位上，每天自觉按压3~5次，每次3~5分钟，5日换药1次，两耳轮流交替。

【注意事项】

1）耳针对本病的稳定期有一定的疗效，尤其对神经功能的康复，如肢体运动、语言、吞咽功能等有促进的作用，治疗越早越好，应配合功能锻炼。

2）脑血管病多发病急骤，在急性期应采取综合性治疗。

3）如果出现偏瘫，要防止褥疮，保证呼吸道的通畅。

4）本病重在预防，生活调养，饮食节制，保持心情愉快。

第五节　内分泌系统疾病

一、糖尿病

【概述】糖尿病是内分泌系统常见的一种代谢障碍性疾病，是慢性疾病，一般认为其发病是由于体内胰岛素分泌不足导致，或与过度肥胖，平时饮食习惯不良有关。早期多没有症状，多在治疗其他疾病或体检时检查血糖才发现。临床上症状多为"三多一少"，即多饮、多食、多尿和体重减轻，不同患者伴随症状不一样，如可有皮肤瘙痒、反复发作性疖肿、四肢麻木、月经不调、性功能减退等。严重的容易导致心、脑、肾和眼睛出现病变，如高血压、脑动脉硬化、冠心病、白内障、视力减退等。

中医认为：本病属于"消渴病"的范畴，根据症状不一样，可分为上消、中消和下消。多与饮食不节，脾胃运化失职，或情志不畅，肝气郁结化火，或素体肾阴亏虚等有关。

【处方】

主穴：胰胆、内分泌、肝、丘脑、脑垂体、三焦。

配穴：口渴，加口、渴点。多食，加饥点、脾、胃。多尿，加膀胱、尿道。皮肤瘙痒加过敏区及相应部位。四肢麻木加枕小神经点及相应部位。

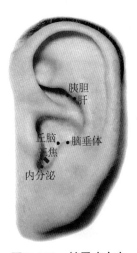

图7-100　糖尿病主穴

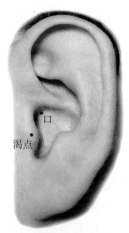

图7-101 糖尿病（口渴）配穴

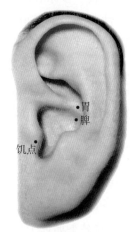

图7-102 糖尿病（多食）配穴

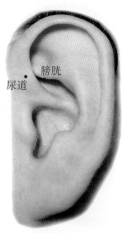

图7-103 糖尿病（多尿）配穴

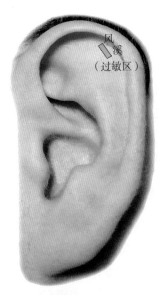

图7-104 糖尿病（皮肤瘙痒）配穴

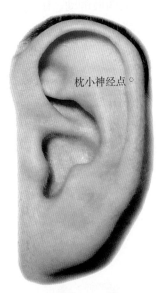

图7-105 糖尿病（四肢麻木）配穴

注：虚线图"⟨ ⟩"表示在里侧

【操作】毫针刺，中刺激，每次留针30分钟，每日1次，10次为一疗程。

贴压法，中强刺激，每次选5~7穴，用王不留行籽压贴在相应的穴位上，每天自觉按压3~5次，每次3~5分钟，5日换药1次，两耳轮流交替。

放血法，皮肤瘙痒用三棱针在耳尖或相应部位点刺放血，出血5~8滴，3天1次。

【注意事项】

1）耳针对糖尿病的早中期的疗效较好，如果病程长，病情严重的应配合药物治疗，养成定时测量血糖的习惯，自我监测，防止病情加重。

2）容易伴发皮肤瘙痒的，平时尽量不食用含糖的食物，减少症状的发生。

3）平时严格防止皮肤破损，避免感染，否则伤口难以愈合。

4）平时严格控制饮食，多食新鲜蔬菜和蛋白质含量较高的食物。

5）当糖尿病发展到后期，损害心、脑、肾时，应采取综合性治疗。

二、甲状腺功能亢进症

【概述】甲状腺功能亢进症是甲状腺激素分泌过多引起的一种疾病，多见于女性，20~40岁多发。其发病原因很多，病变范围涉及较为广泛，包括甲状腺激素分泌过多导致的全身各脏器发生的一系列病理变化。临床上主要包括高代谢症候群、神经系统和心血管系统高度兴奋、甲状腺肿大等，表现有情绪容易激动、食欲亢进、身体逐渐消瘦、心动过快、怕热，严重的四肢颤动、眼球突出、颈前两侧可见局部肿大。

中医认为：本病属于"瘿病"的范畴，多由于情志不畅、肝气郁结化火，火热内炎，导致心肝火旺，痰、气、火郁结在颈前而发病。

【处方】

主穴：甲状腺、内分泌、丘脑、脑垂体、颈。

配穴：心动过快，加心、饥点、降率点。情绪激动，加神门、枕、枕小神经点、交感。四肢无力，加脾、胃、口。女性，加子宫、卵巢。

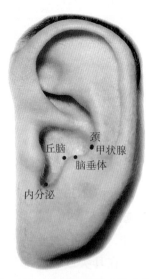

图7-106 甲状腺功能亢进症主穴

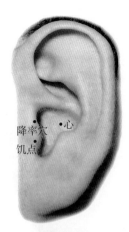

图7-107 甲状腺功能亢进症（心动过速）配穴

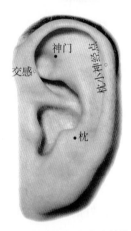

图7-108 甲状腺功能亢进症（情绪激动）配穴

注：虚线图"⌣"表示在里侧

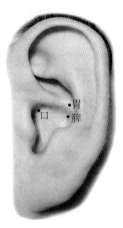

图7-109 甲状腺功能亢进症（四肢无力）配穴

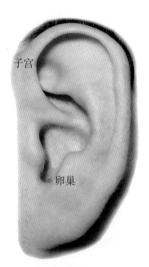

图7-110 甲状腺功能亢进症（女性）配穴

注：虚线图"〇"表示在里侧

【操作】毫针刺，中刺激，每次留针30分钟，每日1次，10次为一疗程。

贴压法，中强刺激，每次选5~7穴，用王不留行籽压贴在相应的穴位上，每天自觉按压3~5次，每次3~5分钟，5日换药1次，两耳轮流交替。

放血法，情绪容易激动用三棱针在耳尖或相应部位点刺放血，出血5~8滴，3天1次。

【注意事项】

1）耳针对缓解本病的症状有较好的疗效，但因病情复杂，必要时采取综合性治疗。

2）甲状腺明显肿大，局部压迫引起呼吸困难时，要考虑手术。

3）患者平时保持心情愉快，在治疗期间，尽量不食用含碘高的食物，如海带、紫菜等。

三、甲状腺功能减退症

【概述】甲状腺功能减退症，简称为"甲减"，主要是由于甲状腺激素合成和分泌不足所导致的一种疾病，在山区和高原地带多见。根据发病年龄不同，可以分为呆小症（多发生在胎儿和新生儿期）、幼年期黏液性水肿和成年期黏液性水肿。临床上主要表现为发病缓慢，颈前逐渐粗大，形成结块，但皮肤颜色正常，不痛不溃烂，随着吞咽而上下移动，难以消除，严重的可压迫气管，引起呼吸困难。常常伴有反应迟钝，动作缓慢，心跳多慢、怕冷，体重容易增加，皮肤粗糙，女性患者可引起月经不调或闭经等。

中医认为：本病属于"瘿病"的范畴，俗称"大脖子病"，多因为居住地区饮用的水质含碘量过低，或情绪不畅，气滞痰凝等导致气、痰、瘀三者壅滞在颈部而发病。

【处方】

主穴：甲状腺、内分泌、丘脑、脑垂体、三焦、脾、肾。

配穴：相应部位。情绪不畅，加神门、交感、对屏尖。女性，加子宫、卵巢、促性腺激素点。

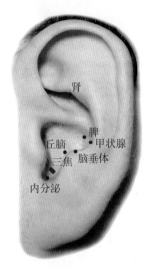

图7-111　甲状腺功能低下主穴

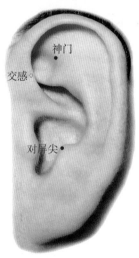

图7-112　甲状腺功能低下（情绪不畅）配穴

注：虚线图"💠"表示在里侧

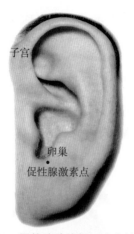

图7-113　甲状腺功能低下（女性）配穴

注：虚线图"〇"表示在里侧

【操作】毫针刺，中刺激，每次留针30分钟，每日1次，10次为一疗程。

贴压法，中强刺激，每次选5~7穴，用王不留行籽压贴在相应的穴位上，每天自觉按压3~5次，每次3~5分钟，5日换药1次，两耳轮流交替。

【注意事项】

1）耳针对单纯性缺碘引起的本病有较好的疗效，但做好配合药物治疗。

2）在本病的流行地区，除了要改善饮用水源外，还要食用碘盐进行集体预防，尤其是孕妇，减少儿童发病几率，平时多食海带、紫菜等含碘量高的食物。

3）甲状腺明显肿大而出现压迫症状时，应考虑手术。

四、肾上腺皮质功能低下

【概述】肾上腺皮质功能低下是由于肾上腺皮质类激素分泌不足而引起的一种病症，部分由于结核菌感染导致。根据发病速度，可分为急性和慢性两种。临床上急性肾上腺皮质功能低下主要表现为高烧、腹泻、恶心、呕吐、烦躁不安，严重的可出现血压下降、心率加快、精神失常或呼吸衰竭等危急症状，常发生于感染、创伤、手术、分娩、大量出汗、呕吐、腹泻、失水或突然中断肾上腺皮质激素治疗等应激情况下。慢性肾上腺皮质功能低下，又称Addison病，则主要表现为虚弱、疲乏无力、血压低、皮肤上有黑色素沉着等。

中医认为：多由于精气亏虚，肝肾功能失调而致。

【处方】

主穴：肾上腺、肾、内分泌、丘脑、脑垂体。

配穴：促性腺激素点、肝、脾。

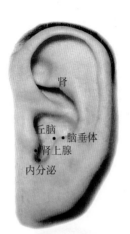

图7-114　肾上腺皮质功能低下主穴

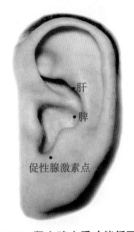

图7-115　肾上腺皮质功能低下配穴

【操作】毫针刺，弱刺激，每次留针30分钟，每日1次，10次为一疗程。

贴压法，弱刺激，每次选5~7穴，用王不留行籽压贴在相应的穴位上，每天自觉按压3~5次，每次3~5分钟，5日换药1次，两耳轮流交替。

【注意事项】

1）耳针对慢性肾上腺皮质功能低下有较好的疗效，对于急性或慢性的严重症状要采取综合性的治疗。

2）平时注意锻炼身体，增强免疫力，防止本病的发生。

五、库欣综合征

【概述】库欣综合征是一种因内分泌失调引起的疾病，病因复杂，多由于内分泌系统的肿瘤导致肾上腺皮质功能亢进，或长期使用此类激素的药物使皮质醇类激素过多所致。临床上主要表现为身体呈向心性肥胖（上部躯干和上肢脂肪堆积，尤其是背部和腹部肥胖），脸圆红润，容易长粉刺，皮肤油腻，体毛和胡须过多，下腹部有紫色的条纹，血压增高，骨质疏松而引起背痛或驼背，或有血糖升高。女性患者常伴有月经不调、闭经甚至不孕。男性患者则易阳痿、不育。

中医认为：本病多由于肝肾阴虚，以至于肝阳上亢，痰湿阻滞经络而发病。

【处方】

主穴：肾、肾上腺、丘脑、脑垂体、内分泌、三焦。

配穴：过于肥胖，加肺、脾、膀胱。女性，加卵巢、子宫。男性，加前列腺、睾丸。

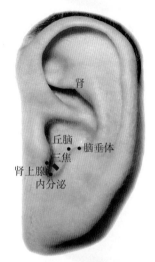

图7-116 库欣综合征主穴

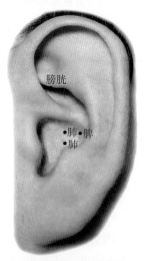

图7-117 库欣综合征（过于肥胖）配穴

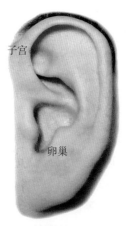

图7-118 库欣综合征（女性）配穴

注：虚线图 "⟳" 表示在里侧

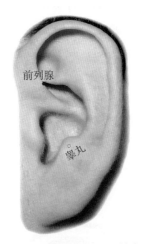

图7-119 库欣综合征（男性）配穴

注：虚线图 "⟳" 表示在里侧

【操作】毫针刺，中刺激，每次留针30分钟，每日1次，10次为一疗程。

贴压法，中强刺激，每次选5~7穴，用王不留行籽压贴在相应的穴位上，每天自觉按压3~5次，每次3~5分钟，5日换药1次，两耳轮流交替。

放血法，用三棱针在耳尖点刺放血，出血5~8滴，3天1次。

【注意事项】

1）耳针只能缓解本病的一些症状，必要时采取综合性治疗。

2）本病重在预防，尽量少服用皮质醇类激素。

3）一旦发生，一定要积极治疗。

第六节 泌尿系统疾病

一、肾小球肾炎

【概述】肾小球肾炎是泌尿系统中常见的一种疾病，一般认为其发病与患者本身的免疫功能有关。按照发病的速度，可分为急性肾小球肾炎和慢性肾小球肾炎。临床上急性肾小球肾炎多见于小儿和青年，在发病前1~3周，常常有呼吸道炎症，如扁桃体炎、咽喉炎，或皮肤感染等链球菌感染的病史，主要表现为眼睑浮肿，血压升高，尿中含有血丝或呈红黄色，严重的可有全身浮肿、胸腹水，小儿常伴有怕冷发热，而青年多伴有腰酸背痛，部分患者甚至有尿频尿急，并出现恶心、呕吐，厌食、疲乏无力等。慢性肾小球肾炎则多由急性发展而来，一般认为急性肾炎1年以上没有痊愈的，就发展成慢性肾炎，主要表现有浮肿、血压升高、血尿，逐渐加重的贫血，常常伴有头痛，眩晕，视力减退，肾功能损害，甚至出现尿毒症，病程可持续数十年。

中医认为：本病属于"水肿"的范畴，主要与肺、脾、肾三脏的功能失调有关，或膀胱气化无力，三焦水道失畅所导致。

【处方】

主穴：肾、肾上腺、肺、脾、三焦、内分泌、尿道。

配穴：头痛、头晕，加神门、交感、枕。血压升高，加肝、心。

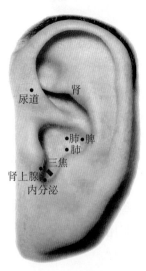

图7-120 肾小球肾炎主穴

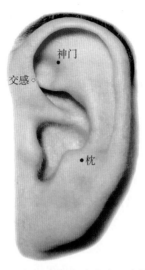

图7-121 肾小球肾炎（头痛、头晕）配穴
注：虚线图"○"表示在里侧

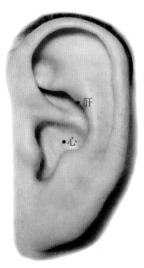

图7-122 肾小球肾炎（血压升高）配穴

【操作】毫针刺，中刺激，每次留针30分钟，每日1次，10次为一疗程。

贴压法，中刺激，每次选5~7穴，用王不留行籽压贴在相应的穴位上，每天自觉按压3~5次，每次3~5分钟，5日换药1次，两耳轮流交替。

放血法，用三棱针在耳尖点刺放血，出血5~8滴，3天1次。

【注意事项】

1）耳针对本病的症状有一定的缓解作用，但本病病情一般比较复杂，需要采取综合性治疗。

2）浮肿初期应采取无盐饮食，浮肿减退后可以少食，待病情稳定后逐渐加量。

3）平时注意休息，防止呼吸道和皮肤感染，减少发病机会。

二、肾盂肾炎

【概述】肾盂肾炎是由致病微生物引起的肾盂和肾实质炎症，常伴有下尿路感染。大多为革兰阴性杆菌感染所致，分为急性和慢性两种类型。临床上主要表现为发热、腰痛和排尿不正常，急性肾盂肾炎则常有全身中毒的症状，如突然寒颤，体温可高达40℃，或见尿频、尿急、尿痛、排尿困难、小便黄，或食欲不振、恶心、呕吐、腹泻，症状可持续数天或数周，部分患者可自愈。慢性肾盂肾炎多是急性肾炎没有治疗彻底，持续半年以上仍然反复发作而转化来的，一般病情较轻，大多数患者疲乏无力，呈不规则性发热，腰酸腰痛，仅有夜间轻度尿频和尿后不舒服，或小便浑浊如米泔水样，严重的可继发高血压、肾功能损害，甚至尿毒症。

中医认为：本病属于"淋证"、"腰痛"、"癃闭"的范畴，多由于湿热聚集于下焦，日久伤津耗气，导致肾阳不足，肾脾两脏功能失调而发病。

【处方】

主穴：肾、尿道、三焦、内分泌、脾、膀胱。

配穴：头痛，加神门、枕。疲乏无力，加脾、胃。

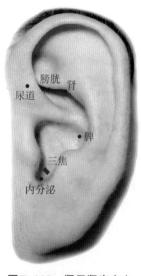

图7-123 肾盂肾炎主穴

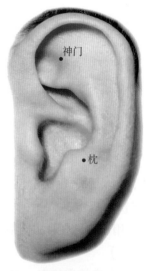

图7-124 肾盂肾炎（头痛）配穴

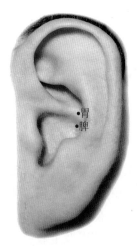

图7-125　肾盂肾炎（疲乏无力）配穴

【操作】毫针刺，中刺激，每次留针30分钟，每日1次，10次为一疗程。

贴压法，中刺激，每次选5~7穴，用王不留行籽压贴在相应的穴位上，每天自觉按压3~5次，每次3~5分钟，5日换药1次，两耳轮流交替。

放血法，发热用三棱针在耳尖点刺放血，出血5~8滴，3天1次。

【注意事项】

1）耳针对本病的症状有一定的缓解作用，但本病病情一般比较复杂，需要采取综合性治疗。

2）浮肿初期应采取无盐饮食，浮肿减退后可以少食，待病情稳定后逐渐加量。

3）合理安排性生活，治疗期间节制房事。注意防寒保暖，禁食刺激性食物，戒烟戒酒。

第八章 外科疾病

一、落枕

【概述】落枕，又称"失枕"，其发病的原因很多，或是睡眠时体位不当引起的肌肉酸痛，或一侧颈项部肌肉的扭伤或挫伤，或长期患有颈椎病等引起。临床上多是在早晨起床后发病，突然一侧颈背部肌肉酸痛，不能俯仰转侧，颈部的活动受限，疼痛甚至会向同侧的肩背部以及上肢放射，检查时，局部肌肉痉挛，按压有痛感，但是没有红肿发热。

中医认为：本病属于"痹证"范畴，多由于睡眠姿势不当，或枕头高低不适，或风、寒、湿等外邪侵袭所致。

【处方】

主穴：颈、颈椎、神门。

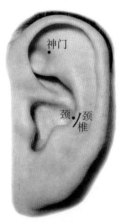

图8-1 落枕主穴

【操作】毫针刺，强刺激，每次留针30分钟，每日1次，10次为一疗程。

贴压法，强刺激，穴位全选，用王不留行籽压贴在相应的穴位上，每天自觉按压3~5次，每次3~5分钟，5日换药1次，两耳轮流交替。

放血法，用三棱针在轮4点刺放血，出血5~8滴，3天1次。

【注意事项】

1）耳针治疗落枕有较好的疗效，若配合体针会更好，同时要患者配合颈项部运动。

2）平时注意保持正确的睡眠姿势，枕头高度要适中，防止风寒湿邪的侵袭。

3）如果落枕反复发作，要做详细的检查，查找并积极治疗原发病。

二、肩关节周围炎

【概述】肩关节周围炎，简称"肩周炎"，又称"漏肩风""五十肩""冻结肩"等。一般认为与慢性劳损有关，或有外伤史，或由于肩部周围软组织的炎症引起。主要是发生在肩关节和关节周围的滑囊、肌腱、韧带等软组织的一种慢性无菌性炎症病变，多发生于50岁以上，女性较多。临床上初期只是单侧或双侧肩部酸痛，可向颈部或上肢放射，日轻夜重。病情严重的出现肩关节活动受限，洗脸、梳头、穿衣、吃饭等日常生活自理困难，局部关节有不同程度的强直，组织粘连，甚至肌肉萎缩，所以肩周炎早期以疼痛为主要症状，晚期以功能受限为主。

中医认为：本病属于"肩痹"的范畴，多与局部感受风、寒、湿邪，或过度劳累，或挫伤，或长期侧卧，局部筋脉受到压迫，或五旬之人，机体正气不足等有关。

【处方】

主穴：肩、肩关节、锁骨、肝。

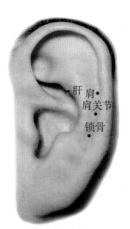

图8-2 肩关节周围炎主穴

【操作】毫针刺，强刺激，每次留针30分钟，每日1次，10次为1疗程。

贴压法，强刺激，穴位全选，用王不留行籽压贴在相应的穴位上，每天自觉按压3~5次，每次3~5分钟，5日换药1次，两耳轮流交替。

放血法，用三棱针在轮4或轮3点刺放血，出血5~8滴，3天1次。

【注意事项】

1）耳针对本病有较好的疗效，但治疗前要明确诊断，排除肩关节结核、骨折、脱臼等病变，并与颈椎病等相鉴别。

2）本病治疗越早，效果越好，应把握最佳时机，对于组织粘连、萎缩，最好配合体针、推拿等疗法。

3）平时注意防寒保暖，并积极锻炼肩关节，防止疾病的发生。

三、扭伤

【概述】扭伤是指肢体关节或躯体的软组织损伤，如肌肉、肌腱、韧带、血管等，但是没有骨折、脱臼、皮肉破损的疾病。病因很多，或由于剧烈运动，或外伤，或过度劳累，或跌倒、过度牵拉等。临床上主要表现为受伤部位肿胀、疼痛，关节活动受限，好发于肩、肘、腕、腰、髋、膝、踝等。

中医认为：本病属于"伤筋"的范畴，由于各种原因损伤筋脉，导致气滞血瘀而发病。

【处方】

主穴：相应部位、敏感点、神门、皮质下。

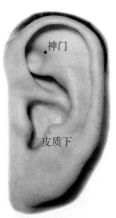

图8-3　扭伤主穴

注：虚线图 "〇" 表示在里侧

【操作】毫针刺，强刺激，每次留针30分钟，每日1次，10次为一疗程。

贴压法，强刺激，穴位全选，用王不留行籽压贴在相应的穴位上，每天自觉按压3~5次，每次3~5分钟，5日换药1次，两耳轮流交替。

放血法，用三棱针在相应部位或轮4或轮3点刺放血，出血5~8滴，3天1次。

【注意事项】

1）耳针对软组织扭伤效果较好，受伤后要适当限制扭伤部位的活动，避免加重病情。

2）扭伤早期应配合冷敷以止血，然后热敷，帮助淤血消散。

3）病程较长的要注意局部护理，平时防寒保暖，避免外邪的侵袭。

四、颈椎病

【概述】颈椎病，又称"颈椎综合征"，是一种常见病和多发病，一般由于外伤、过度劳损、炎症或长期的低头、伏案工作等引起，是增生性颈椎炎、颈椎间盘脱出以及颈椎间关节、韧带等组织的退行性改变，刺激和压迫神经根或脊髓、椎动脉等导致的一系列综合征状。根据原因可分为：神经根型、脊髓型、交感型、椎动脉型和混合型五种。临床上主要有以下表现：

神经根型：主要是颈神经受累引起，疼痛多发生在相应的神经分布区，颈部僵直、活动受限、疼痛会向肩、背、手指甚至前胸放射，随着头部、颈部和上肢的活动加重，周围肌肉出现压痛。

脊髓型：颈背部疼痛，常常伴有四肢麻木、沉重、肌肉无力，病情严重的会肌肉痉挛，甚至出现瘫痪，痛觉和触觉减退等。

交感型：患者仅有轻度的颈肩部疼痛，常常伴有头痛、头晕、头胀、看东西模糊、眼睛发涩或不自主地流眼泪，一侧面部无汗或多汗，双手发麻、肿胀、冰凉，严重的会引起心动过速或过缓等。

椎动脉型：以不同程度的头晕为主症，常常伴有恶心、呕吐、四肢麻木、肌肉无力，病情严重的会突然昏倒，尤其在突然转头时发生。

中医认为：本病多因年老体衰，肝肾亏虚，筋脉失去濡养所致。或久坐耗气、肌肉劳损，或风、寒、湿等外邪侵袭致颈项部筋脉不通而为病。

【处方】

主穴：颈椎、锁骨、肝、肾、内分泌。

配穴：手指麻木加指、肩。眩晕加晕区、枕。交感型加交感、神门、皮质下。脊髓型加皮质下、枕小神经点。

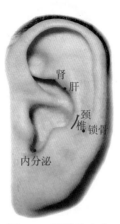

图8-4　颈椎病主穴

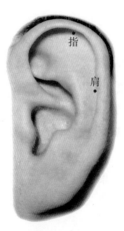

图8-5 颈椎病（手指麻木）配穴

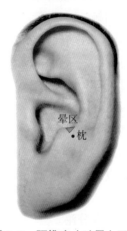

图8-6 颈椎病（眩晕）配穴

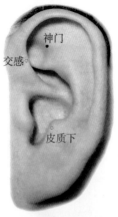

图8-7 颈椎病（交感型）配穴

注：虚线图"◌"表示在里侧

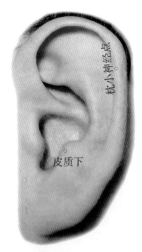

图8-8 颈椎病（脊髓型）配穴

注：虚线图 "∷" 表示在里侧

【操作】毫针刺，中强刺激，每次留针30分钟，每日1次，10次为一疗程。

贴压法，中强刺激，每次选5~7穴，用王不留行籽压贴在相应的穴位上，每天自觉按压3~5次，每次3~5分钟，5日换药1次，两耳轮流交替。

【注意事项】

1）耳针对颈椎病有较好的疗效，尤其能缓解疼痛，如果配合体针、推拿会更好。

2）长期低头劳动或伏案工作者，平时要注意颈部保健，工作1小时后要活动颈部，或自我按摩，使肌肉放松。

3）平时注意正确的睡眠姿势，防止风、寒、湿等侵袭颈部。

五、网球肘

【概述】网球肘是"肱骨外上髁炎"的俗称，其发病多与从事特殊的职业有关，如木工、水电工、网球运动员和高尔夫运动员、打字员、矿工等，中年人发病率较高，而且男性多于女性，右侧多于左侧。常因慢性劳损引起，临床上起病缓慢，肘关节外侧逐渐出现疼痛，握东西没有力气，用力握拳或拧毛巾洗衣服等动作时使疼痛加重，严重时会向前臂或肩部放射，但是肘关节活动正常，没有红肿，在关节周围有明显的压痛点。

中医认为：本病属于"痹证"，多与长期从事有关职业有关，或劳累汗出，或寒湿等邪气侵袭引起。

【处方】

主穴：网球肘点、神门、肾上腺、皮质下、肘。

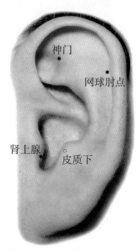

图8-9　网球肘主穴（网球肘点位于肘穴的耳背部）

注：虚线图"❨❩"表示在里侧

【操作】毫针刺，强刺激，每次留针30分钟，每日1次，10次为一疗程。

贴压法，强刺激，穴位全选，用王不留行籽压贴在相应的穴位上，每天自觉按压3~5次，每次3~5分钟，5日换药1次，两耳轮流交替。

放血法，用三棱针在相应部位或轮1或轮2点刺放血，出血5~8滴，3天1次。

【注意事项】

1）耳针对缓解疼痛有较好的效果，但在治疗期间应避免肘关节运动。

2）对于长期从事容易引起"网球肘"职业的人来说，平时劳逸结合减少发病的机会。

3）注意局部保暖，防止风寒湿的侵袭。

六、腱鞘炎

【概述】腱鞘炎是指手腕部或足背部的腱鞘受损的一种疾病，一般与外伤，或过度劳损等有关。临床上常见的有"桡骨茎突部狭窄性腱鞘炎"和"屈指肌腱狭窄性腱鞘炎"。前者表现为腕关节外侧疼痛，不能提重物，疼痛可以向前臂放射，握拳时加重。后者主要表现在手指，特别是拇指疼痛，可以向腕关节放射，手指伸屈动作时可以发生弹响声，所以又称"弹响指"。

中医认为：本病属于"筋痹""筋凝证"的范畴，多由于劳损伤及筋脉，导致局部气血运行不畅而发病。

【处方】

主穴：受损的相应部位、枕小神经点、神门、皮质下。

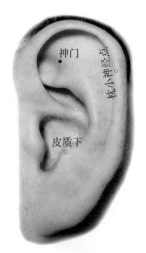

图8-10 腱鞘炎主穴
注：虚线图 "⚬" 表示在里侧

【操作】毫针刺，强刺激，每次留针30分钟，每日1次，10次为一疗程。

贴压法，强刺激，穴位全选，用王不留行籽压贴在相应的穴位上，每天自觉按压3~5次，每次3~5分钟，5日换药1次，两耳轮流交替。

放血法，用三棱针在相应部位或相对应的耳背部阳性反应点点刺放血，出血5~8滴，3天1次。

【注意事项】

1）耳针对本病有一定的疗效，如果配合体针疗效会更好。

2）治疗期间注意患部保暖，防止风寒湿的侵袭，重在预防。

七、足跟痛

【概述】足跟痛是急性或慢性损伤引起的足跟部疼痛。病因较多，或是不小心从高处掉落，强大的撞击力造成疼痛，或走路时被高低不平的路面或小石子顶伤，或因某些职业长期站立于硬板地工作，或扁平足跑跳过多等使足底筋膜长期处于紧张状态，反复牵拉跟骨引起疼痛。临床上主要表现为站立或走路时足跟及足底部疼痛，不敢着地，严重时可扩散到前脚掌，运动或行走后疼痛加重，休息时减轻。

中医认为：本病与肝肾亏虚，气血不足，或风寒湿邪的侵袭有密切关系。

【处方】

主穴：跟、肝、肾、神门、皮质下。

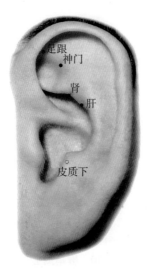

图8-11　足跟痛

注：虚线图"◯"表示在里侧

【操作】毫针刺，强刺激，每次留针30分钟，每日1次，10次为一疗程。

贴压法，强刺激，穴位全选，用王不留行籽压贴在相应的穴位上，每天自觉按压3~5次，每次3~5分钟，5日换药1次，两耳轮流交替。

【注意事项】

1）耳针对本病有一定的疗效，必要时采取综合性的治疗。

2）急性期应注意休息，症状缓解后要减少站立和步行，平时穿软底鞋。

3）平时尽量避免劳累，注意劳逸结合，并防止风寒等外邪的侵袭。

八、颞下颌关节功能紊乱综合征

【概述】颞下颌关节功能紊乱综合征是一种常见的病症，发病原因很多，多与情绪刺激等有关，如情绪激动、精神紧张、愤怒时的咬牙切齿等。或因先天发育不良、外伤或经常反复过度张口引起劳损等。多单侧发病，有时也可双侧同病。临床上主要表现为张口或闭口时颞颌关节区酸痛、强直、弹响、乏力、咀嚼无力、张口受限和下颌运动异常，部分患者会有头昏、耳鸣、听力障碍等。

中医认为：本病属于"颌痛""牙关脱臼"的范畴，一般由于先天肾气不足、牙关发育不良，或面颊受到外伤、张口过度，或外感风寒等使得牙关不利而酸痛。

【处方】

主穴：面颊、下颌、肾上腺、颞、额、肝、肾、神门。

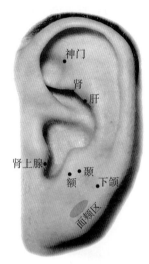

图8-12　颞下颌关节功能紊乱综合征

【操作】毫针刺，强刺激，每次留针30分钟，每日1次，10次为一疗程。

贴压法，强刺激，穴位全选，用王不留行籽压贴在相应的穴位上，每天自觉按压3~5次，每次3~5分钟，5日换药1次，两耳轮流交替。

【注意事项】

1）耳针缓解疼痛有较好的疗效，如果周围韧带松弛而导致关节脱位时，应适当限制下颌骨的过度运动，全脱位的要首先复位。

2）如果经常性发病，可能是属于先天性的，应避免下颌关节的过度活动。

3）平时注意饮食，少吃干硬食物，并防止风寒的侵袭。

九、疔疮

【概述】疔疮是外科常见的急性化脓性疾病，根据发病部位和形状的不同而有不同的名字，如生长在人中部位的叫"人中疔"，在口唇部位的叫"唇疔"，在掌心的叫"托盘疔"，在四肢呈红丝状的叫"红丝疔'。临床上主要表现为皮肤突然出现米粒大小的红疔，局部红肿热痛，常常伴有怕冷、发热、口渴、大便干燥、小便黄红，发生在面部、鼻子、上唇以及其周围的疔疮最危险，称为"危险三角区"，严重的疔疮会产生脓液，脓液渗入脑部，会导致高烧、头痛、呕吐、昏倒等危急症状。

中医认为：本病多与喜食膏粱厚味、辛辣、油腻等，导致脏腑火毒积聚，或感受火热之邪，或昆虫叮咬、抓破皮肤等有关。

【处方】

主穴：发病相应部位、枕、神门、肾上腺、内分泌、耳尖。

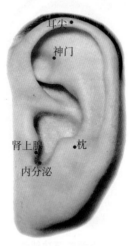

图8-13 疔疮主穴

【操作】毫针刺，强刺激，每次留针30分钟，每日1次，10次为一疗程。

贴压法，强刺激，穴位全选，用王不留行籽压贴在相应的穴位上，每天自觉按压3~5次，每次3~5分钟，5日换药1次，两耳轮流交替。

放血法，用三棱针在相应部位或耳尖点刺放血，出血5~8滴，3天1次。

【注意事项】

1）疔疮初起时红肿发硬，不要挤压，特别是在危险三角区，以免加重病情和引起感染。

2）如果出现高热、头痛、甚至昏倒时，一定要及时抢救，如果发展为脓液，则要切开排脓。

3）平时注意饮食调节，不可多食辛辣、鱼腥等发物，戒烟戒酒。

十、流行性腮腺炎

【概述】流行性腮腺炎是病毒引起的一种急性腮腺的非化脓性传染病，主要通过飞沫传播，多见于学龄前后的儿童，绝大多数的患者可以获得终生免疫，不再发病，也有极少数的会反复发作。临床上本病有2周的潜伏期，可以见到发热、头痛、口渴、食欲不振、呕吐、全身疲乏无力等先兆，然后一侧耳朵下面的腮部肿大、疼痛，咀嚼困难，触摸会有肿块，边缘不清，发硬，有弹性且有压痛。4~6

天后肿胀和疼痛等症状逐渐消失。一般单侧发病，也有两侧同时发病，成人症状比儿童重，如果治疗不及时，容易并发脑膜炎、睾丸炎或卵巢炎等。

中医认为：本病属于"蛤蟆瘟""痄腮"的范畴，主要是时行温热疫毒之气，或外感风温邪毒从鼻、口侵袭而发病。

【处方】

主穴：腮腺、面颊、神门、交感、皮质下、耳尖、相应部位。

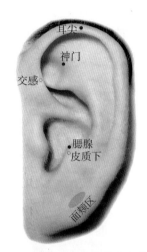

图 8-14 流行性腮腺炎主穴

注：虚线图 "〇" 表示在里侧

【操作】毫针刺，强刺激，每次留针30分钟，每日1次，10次为一疗程。

贴压法，强刺激，穴位全选，用王不留行籽压贴在相应的穴位上，每天自觉按压3~5次，每次3~5分钟，5日换药1次，两耳轮流交替。

放血法，用三棱针在相应部位或耳尖点刺放血，出血5~8滴，3天1次。

【注意事项】

1）耳针对本病有一定的疗效，必要时采取药物等综合性疗法。

2）本病有较强的传染性，在流行期间少去公共场所，患病儿童应注意隔离。

3）治疗期间要饮食调养，宜清淡，多喝水，并保持大便通畅。

十一、阑尾炎

【概述】阑尾炎是外科常见的一种疾病，多数是由于阑尾管腔内阻塞，如被粪石、寄生虫梗阻引起，或由细菌、病毒感染引起。根据发病急缓可分为急性和慢性两种。临床上急性发病时，常在上腹正中间或肚脐周围持续性疼痛，阵发性加重，几小时后腹痛向右下转移，仅仅在右下腹，常常伴有恶心、呕吐、腹泻或便秘等，体温多数不升高。慢性阑尾炎多是急性阑尾炎发展而来，可以见到右下腹轻度疼痛，不规律发作，且有局部压痛点，常常在剧烈运动、行走时间太长、饮食不当等情况后发作，部分患者阑尾切除后，右下腹仍然有隐隐作痛，主要是手术后疤痕粘连所导致。

中医认为：本病属于"肠痈"的范畴，一般是由于饮食不节，或饭后剧烈运动，或机体寒温不调等导致肠胃功能失调而发病。

【处方】

主穴：阑尾、大肠、交感、神门、内分泌、皮质下。

配穴：急性阑尾炎加腹、下腹、肾上腺、下焦。慢性阑尾炎加下焦。

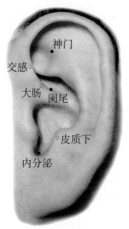

图8-15 阑尾炎主穴

注：虚线图 "⌒" 表示在里侧

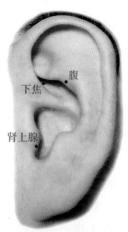

图8-16 阑尾炎（急性阑尾炎）配穴

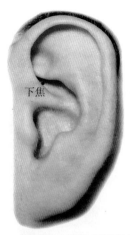

下焦

图8-17 阑尾炎（慢性阑尾炎）配穴

【操作】毫针刺，强刺激，每次留针30分钟，每日1次，10次为一疗程。

贴压法，强刺激，每次选5~7穴，用王不留行籽压贴在相应的穴位上，每天自觉按压3~5次，每次3~5分钟，5日换药1次，两耳轮流交替。

放血法，急性期疼痛剧烈用三棱针在耳尖点刺放血，出血5~8滴，3天1次。

【注意事项】

1）耳针对阑尾炎没有化脓的患者疗效较好，如果已经化脓、穿孔，应该及时手术治疗。

2）慢性患者可配合体针、艾灸等疗法。

3）平时注意饮食调节，不要暴饮暴食或食后剧烈运动，避免诱发疾病。

十二、血栓闭塞性脉管炎

【概述】血栓闭塞性脉管炎是指静脉的非化脓性炎症，病因目前还不是很清楚，一般认为与患者自身免疫功能紊乱、性激素和前列腺素分泌失调或遗传因素有关，长期吸烟，居住在寒冷、潮湿的环境，或慢性损伤和感染等也可导致本病的发生。多见于男性青壮年，北方多于南方。临床上起病缓慢，常呈周期性发作，患肢在发病前或发病过程中会出现游走性浅静脉炎，主要表现为疼痛、怕冷，皮肤温度降低，高举患肢时远侧皮肤苍白，放低时则呈紫红色，间歇性跛行，远侧动脉搏动减弱或消失，病情严重的，患肢末端因长期缺血足趾端会出现溃疡甚至脱落。

中医认为：本病属于"脱疽"的范畴，多因寒冷、潮湿或情志内伤、肝肾不足等导致患肢长期脉络阻塞，失去气血的濡养而发病。

【处方】

主穴：心、肝、肾、交感、肾上腺、皮质下、三焦、内分泌、相应部位。

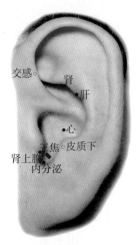

图8-18　血栓闭塞性脉管炎主穴

注：虚线图"◌"表示在里侧

【操作】毫针刺，强刺激，每次留针30分钟，每日1次，10次为一疗程。

贴压法，强刺激，每次选5~7穴，用王不留行籽压贴在相应的穴位上，每天自觉按压3~5次，每次3~5分钟，5日换药1次，两耳轮流交替。

【注意事项】

1）耳针对本病有一定的疗效，尤其止痛效果明显，如果发生溃烂，应采取综合性治疗。

2）平时应注意患肢保暖，避免风、寒、湿邪的侵袭。

3）注意饮食调节，忌食辛辣刺激性食物，戒烟戒酒。

十三、直肠脱垂

【概述】直肠脱垂，又称"脱肛"，是指肛管、直肠、乙状结肠下段的黏膜脱出于肛门外的一种病症，多见于老人、妇女和小儿。临床上主要表现为大便时肠管从肛门口脱出，病情轻的仅见到肛门坠胀，脱出后能自行回纳。病情重的必须用手推回，甚至在咳嗽、喷嚏、走路、劳动时可以脱出，常常伴有便意而排便不多，或有下腹部疼痛，腰骶部钝痛，小便次数增多，神疲乏力、食欲不振等症状。

中医认为：本病多由于小儿气血不足，或老人气血衰弱，中气不足，或妇女分娩过多，或久泻久痢，或长期便秘等导致气虚下陷，不能收摄，以至于肛门松弛，升举无力而为病。

【处方】

主穴：直肠、大肠、肛门、阑尾、乙状结肠、脾、肺、肾。

配穴：升举无力加三焦、皮质下。

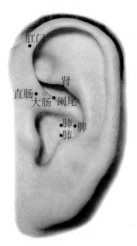

图8-19　直肠脱垂主穴（乙状结肠左耳，阑尾右耳）

注：虚线图"〇"表示在里侧

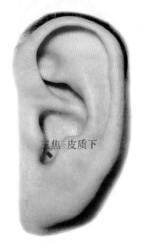

图8-20　直肠脱垂（升举无力）配穴

注：虚线图"〇"表示在里侧

【操作】毫针刺，中强刺激，每次留针30分钟，每日1次，10次为一疗程。

贴压法，中强刺激，每次选5~7穴，用王不留行籽压贴在相应的穴位上，每天自觉按压3~5次，每次3~5分钟，5日换药1次，两耳轮流交替。

【注意事项】

1）耳针对轻度直肠脱垂有较好的疗效，但重度的要采取综合性疗法。

2）积极查找和治疗原发病，并坚持腹肌锻炼，经常做提肛练习。

3）治疗期间应饮食清淡，忌食辛辣刺激性食物和戒烟戒酒。

十四、痔疮

【概述】痔疮是指直肠下段黏膜和肛管皮肤下的静脉丛淤血、扩张、屈曲所形成的柔软静脉团，根据其部位不同，可分为内痔、外痔和混合痔。多与长期便秘、泻痢，或妇女胎产过多或产程过渡用力等有关。临床上主要表现为排便出血，疼痛，局部瘙痒，痔核有炎症时，会出现肿胀、脱垂等，病情严重的甚至会出现糜烂，坏死以至于失血性贫血等。

中医认为：本病多与脏腑本虚、外伤、风湿、内蕴热毒有关，久之气血不畅，瘀滞不通而为病。

【处方】

主穴：直肠、肛门、乙状结肠、脾、肾上腺、脑垂体、神门、皮质下。

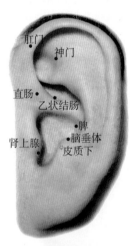

图8-21　痔疮主穴
注：虚线图"◯"表示在里侧

【操作】毫针刺，强刺激，每次留针30分钟，每日1次，10次为一疗程。

贴压法，强刺激，每次选5~7穴，用王不留行籽压贴在相应的穴位上，每天自觉按压3~5次，每次3~5分钟，5日换药1次，两耳轮流交替。

放血法，用三棱针在耳尖点刺放血，出血5~8滴，3天1次。

【注意事项】

1）耳针对本病疗效较好，尤其对轻度疼痛和出血效果明显。

2）平时养成定时排便的习惯，保持大便通畅，尽量减少痔疮的发生。

3）平时多喝开水，多食用新鲜蔬菜、水果，忌食辛辣刺激性食物，戒烟戒酒。

第九章　妇科疾病

一、经前期紧张综合征

【**概述**】经前期紧张综合征是女性在来月经前出现的一系列精神和躯体上的症状，随着月经来潮而消失，发病率可以达到50%左右。临床上表现症状各有不同，病情轻的可忍受，病情重的会影响学习、工作和生活。主要表现为月经来潮前精神紧张、神经过敏、烦躁不安、容易生气，乳房胀痛并且伴随月经呈周期性发作，部分患者可见有头痛、眩晕，甚至站不住，或见腹泻、发热、鼻出血等。

中医认为：本病属于"经行头痛""经行乳房胀痛""经行眩晕"等病症的范畴，各种症状可单独出现，也可同时发生。主要是经血流入冲脉和任脉，导致全身阴血相对不足，阴阳不平衡，使脏腑功能紊乱，特别是肝、脾、肾三脏。

【**处方**】

主穴：肝、肾、子宫、内分泌、皮质下。

配穴：头痛加额、颞、神门。乳房有肿块加肾上腺。

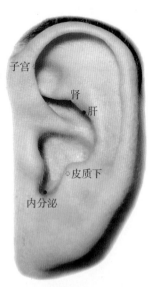

图9-1　经前期紧张综合征主穴

注：虚线图"⟨⟩"表示在里侧

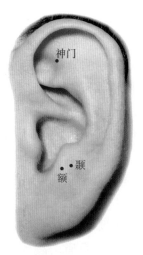

图9-2　经前期紧张综合征（头痛）配穴

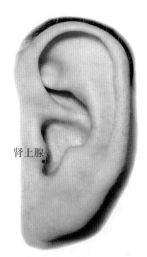

图9-3　经前期紧张综合征（乳房有肿块）配穴

【操作】毫针刺，中刺激，每次留针30分钟，每日1次，10次为一疗程。

贴压法，中强刺激，每次选5~8穴，用王不留行籽压贴在相应的穴位上，每天自觉按压1~3次，每次3~5分钟，5日换药1次，两耳轮流交替。

【注意事项】

1）耳针治疗本病有较好的疗效，可以从整体上调节身体各脏腑功能的平衡，一般在来月经前5~7天症状还没有出现时开始治疗，可以获得更好的预防效果。

2）平时保持心情愉快，注意生活起居的舒适，在治疗时要尽量消除紧张情绪。

二、月经不调

【概述】月经不调是以月经周期的异常为主症的一种月经病，可分为月经过多、经期提前，月经过少、经期错后和月经先后不定期。

月经过多、经期提前在临床上主要表现为月经期血量过多，颜色深，质地黏稠，面部和嘴唇发红，或行经时间延长，甚至午后感觉身体发热。

月经过少、经期错后在临床上主要表现为月经期血量过少，颜色暗淡，有血块，质地稀薄，怕冷，小腹冷痛，甚至胀、拒绝按压，部分患者可伴有头晕、耳鸣、腰膝酸软，或行经时间过短，一两日结束。

月经先后不定期在临床上主要表现为月经来潮没有固定的时间，或提前，或延后，经量少，质地稀薄，小腹隐痛，甚至心悸，睡眠有障碍等一系列的症状。

中医认为：月经不调与肝、脾、肾三脏的功能失调密切相关，以及冲脉和任脉的气血不调，导致血源不足，或肝气郁滞，或肾气衰败，以至于血海不能按时满溢。

【处方】

主穴：子宫、卵巢、脑垂体、肝、肾、丘脑。

配穴：月经过多、经期提前加脾、肾上腺、膈。月经过少、经期延后加交感、皮质下、内分泌。月经先后不定期加皮质下、身心穴、内分泌。

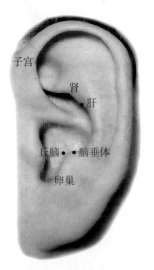

图9-4　月经不调主穴

注：虚线图 "❍" 表示在里侧

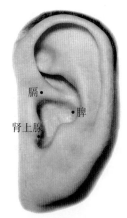

图9-5　月经不调（月经过多、经期提前）配穴

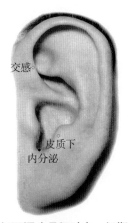

图9-6　月经不调（月经过少、经期退后）配穴

注：虚线图"⟨⟩"表示在里侧

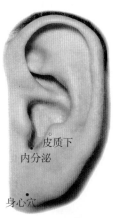

图9-7　月经不调（月经先后不定期）配穴

注：虚线图"⟨⟩"表示在里侧

【操作】毫针刺，中刺激，每次留针30分钟，每日1次，10次为一疗程。

贴压法，中刺激，每次选5~7穴，用王不留行籽压贴在相应的穴位上，每天自觉按压1~3次，每次3~5分钟，5日换药1次，两耳轮流交替。

【注意事项】

1）耳针对功能性月经不调有一定的疗效，但若是生殖系统器质性病变应采取综合性的治疗。

2）选择恰当的治疗时机会有助于提高疗效，一般多在月经来潮前的1周开始治疗。

3）平时注意身体的调养和经期卫生，保持心情愉快，适当休息，少食用或不用生冷和辛辣的食物等。

三、痛经

【概述】痛经是指女性在月经前、后或行经期间出现的小腹周期性疼痛，多见于青年女性，临床上多见于月经初期，在经前数小时就会感到疼痛，疼痛可以放射到胁肋、乳房、腰骶部、大腿内侧、阴道或肛门等处，常常伴有头晕、腰酸、恶心、腹泻或便秘，病情严重的甚至可出现面色苍白，头、面部冷汗淋漓，手脚冰凉，全身无力等。按照其发病原因可分为原发性和继发性2种，原发性与体质的虚弱、精神紧张或心理因素有关，也可由于子宫发育不良，子宫的位置异常或内分泌失调等造成。继发性多与内生殖器的病变有关，如慢性盆腔炎、子宫肌瘤或子宫内膜异位症等。

中医认为：本病属于"经行腹痛"的范畴，与冲脉、任脉以及子宫的周期性生理变化密切相关，也与肝、肾二脏的功能失调有关。

【处方】

主穴：子宫、内分泌、卵巢、下焦、内生殖器。

配穴：疼痛剧烈加交感、神门、腹。情志不畅加肝。慢性炎症加盆腔、腹。

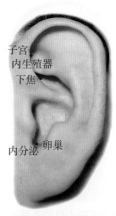

图9-8　痛经主穴

注：虚线图 "⟨⟩" 表示在里侧

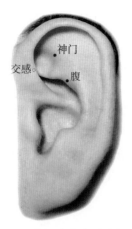

图9-9　痛经（疼痛剧烈）配穴

注：虚线图"❍"表示在里侧

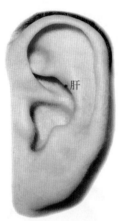

图9-10　痛经（情志不舒畅）配穴

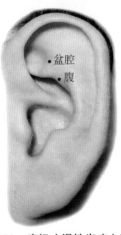

图9-11　痛经（慢性炎症）配穴

【操作】毫针刺，中刺激，每次留针30分钟，每日1次，10次为一疗程。

贴压法，中强刺激，每次选5~7穴，用王不留行籽压贴在相应的穴位上，每天自觉按压1~3次，每次3~5分钟，5日换药1次，两耳轮流交替。

【注意事项】

1）耳针对原发性痛经有效，一般从月经来前3~5天开始治疗，连续治疗2~3个月，能有明显的疗效。

2）对于继发性痛经应当积极治疗原发病，配合相应的治疗。

3）平时尽量避免精神刺激和过度劳累，防止受凉，少食用生冷和辛辣食物。

四、闭经

【概述】闭经是指没有月经和月经停止，在临床上可分为原发性和继发性两种，原发性闭经是指女子年满18周岁后月经仍然没有来潮，可能由于子宫、卵巢发育异常，或内分泌功能紊乱，或激素缺乏等原因引起。继发性闭经是指女子月经已经来潮，又中断3个月以上，而且不是因为在妊娠期或哺乳期月经不来潮，可能由于下丘脑、脑垂体、甲状腺卵巢的功能障碍，或子宫本身病变引起。

中医认为：本病属于"不月""月事不来""经水不通"的范畴，多由于肝肾不足，气血虚弱，或气滞血瘀，导致经血不通引起。

【处方】

主穴：子宫、卵巢、缘中、肾、肝、内分泌、脾、交感、皮质下。

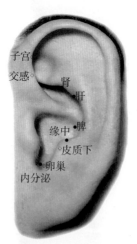

图9-12　闭经主穴

注：虚线图"⟨⟩"表示在里侧

【操作】毫针刺，中刺激，每次留针30分钟，每日1次，10次为一疗程。

贴压法，中强刺激，每次选8~10穴，用王不留行籽压贴在相应的穴位上，每天自觉按压3~5次，每次3~5分钟，5日换药1次，两耳轮流交替。

【注意事项】

1）耳针对继发性闭经效果明显。

2）本病病因复杂，治疗前一定要做系统检查，以明确病因，而采取相应的治疗措施，如果是先天性或后天性的生殖器异常，不属于耳针的治疗范围。

3）耳针治疗闭经的疗程较长，患者一定要积极配合，坚持治疗。

4）平时生活起居要有规律，保持心情愉快。

五、功能性子宫出血

【概述】功能性子宫出血是指女子不在月经期间阴道大量出血或淋漓不尽，呈不规则性出血，以青春期或更年期、产后多见。可分为排卵型和无排卵型两类，排卵型较少见。排卵型多见于生育期的妇女，临床上多表现为月经周期每月缩短或正常，也有少数患者的经期延长，行经时血量多，时间长。无排卵型多见于青春期或绝经期妇女，临床上一般先由2个月左右的停经史，然后会出现子宫出血，量多，持续时间显著延长，部分患者甚至可达20天或更长，量时多时少，反复发作，容易导致严重贫血。

中医认为：本病属于"崩漏"的范畴，其中，突然出血，来势急骤血量多者多为"崩"。淋漓下血，来势缓慢经血量少者为"漏"；二者常常交替出现，所以称为"崩漏"，主要是由于冲脉和任脉的损伤，不能固摄，导致经血从胞宫非势妄行，与肝、脾、肾三脏的功能失调也有关系。

【处方】

主穴：子宫、缘中、卵巢、内分泌、肝、脾、肾。

配穴：出血量多加膈、肾上腺。

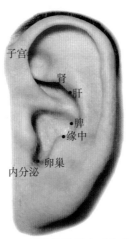

图9-13 功能性子宫出血主穴

注：虚线图"⟨⟩"表示在里侧

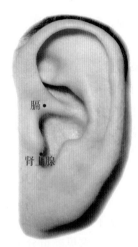

膈

肾上腺

图9-14 功能性子宫出血（出血量多）配穴

【**操作**】毫针刺，中刺激，每次留针30分钟，每日1次，10次为一疗程。

贴压法，中强刺激，每次选8~10穴，用王不留行籽压贴在相应的穴位上，每天自觉按压3~5次，每次3~5分钟，5日换药1次，两耳轮流交替。

穴位注射法，可用维生素K注射内生殖器、卵巢、内分泌、脾，每次选取2穴，每穴注射1毫升，出血停止后可用贴压法。

【**注意事项**】

1）耳穴治疗功能性子宫出血有显著疗效，但对于出血量多，病情严重、病势急骤者要采取综合性治疗。

2）绝经期妇女如果出现反复多次出血，应尽快作妇科检查，排除肿瘤等疾病。

3）平时注意饮食调节，增强营养，禁食生冷及辛辣食物，避免过度劳累。

六、宫颈炎

【**概述**】宫颈炎是女性生殖系统炎症之一，根据其发病的速度，可以分为急性和慢性两种，慢性的多见。病因可能与子宫的局部损伤和内分泌功能失调有关，在发病前多有分娩、流产或子宫颈外伤等病史，临床上主要表现为白带增多，质地黏稠，或有时候为脓性带，常常伴有腰酸、腹痛、坠胀的感觉，来月经时或性生活后病情加重，局部可以见到子宫颈糜烂，黏膜增厚，或长出息肉，甚至出现囊肿。

中医认为：本病属于"带下症"的范畴，与肝郁气滞，或湿热下注密切相关。

【**处方**】

主穴：子宫颈、肝、脾、肾、三焦、内分泌、肾上腺。

配穴：腹部坠胀加腹。腰酸加腰椎、骶椎。

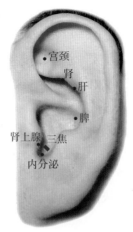

图9-15 宫颈炎主穴

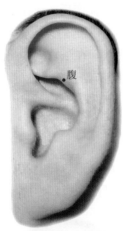

图9-16 宫颈炎（腹部坠胀）配穴

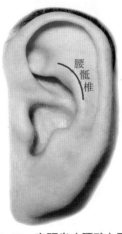

图9-17 宫颈炎（腰酸）配穴

【操作】毫针刺，中刺激，每次留针30分钟，每日1次，10次为一疗程。

贴压法，中强刺激，每次选8~10穴，用王不留行籽压贴在相应的穴位上，每天自觉按压3~5次，每次3~5分钟，5日换药1次，两耳轮流交替。

放血法，用三棱针在耳尖点刺放血，出血5~8滴，3天1次。

【注意事项】

1）耳针对单纯性的宫颈炎有一定的疗效，但本病与子宫颈癌有一定的关系，应特别注意鉴别，积极治疗。

2）平时注意调适生活，注意经期卫生，避免过度劳累。

3）保持心情愉快，有一个积极向上的心态。

七、子宫内膜炎

【概述】子宫内膜炎是在分娩、流产后，或在其他情况下，细菌（如链球菌、葡萄球菌和大肠杆菌等）侵入子宫腔内引起的炎症。临床上多表现为月经过多，以及腰部、下腹部疼痛，白带增多等症状。在子宫内膜炎急性发作时往往伴有子宫肌炎，表现为下腹痛、怕冷、发热，阴道有脓性或血性的分泌物，部分患者伴有腥臭味。

中医认为：本病属于"带下病"范畴，多由于湿热下注，引起带脉失约，冲任失调所致。

【处方】

主穴：子宫、缘中、卵巢、内分泌、肾上腺、脾。

配穴：带下量增多加三焦。腰部和腹部疼痛加肝、肾。

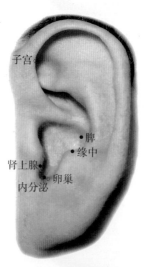

图9-18 子宫内膜炎主穴

注：虚线图"◌"表示在里侧

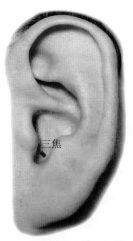

图9-19　子宫内膜炎（带下量增多）配穴

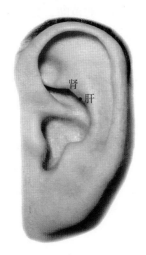

图9-20　子宫内膜炎（腰部腹部疼痛）配穴

【操作】毫针刺，中刺激，每次留针30分钟，每日1次，10次为一疗程。

贴压法，中强刺激，每次选5~7穴，用王不留行籽压贴在相应的穴位上，每天自觉按压2~3次，每次3~5分钟，5日换药1次，两耳轮流交替。

放血法，用三棱针在耳尖点刺放血，出血5~8滴，3天1次。

【注意事项】

1）耳穴贴压和耳尖放血治疗子宫内膜炎，可以起到抗炎和消毒的作用，但本病的病程一般较长，需要患者积极配合。

2）本病病因复杂，需要与子宫内膜异位症，以及其他的妇科疾病相鉴别，以明确诊断，避免贻误病情。

3）养成良好的卫生习惯，勤洗勤换内裤，经常保持会阴部的清洁卫生。

4）平时注意调节生活起居，饮食清淡，劳逸结合，多进行户外活动，增强体质。

八、输卵管炎

【概述】输卵管炎多由于细菌感染所引起，发生于一侧或两侧输卵巢，是经过阴道，或子宫，或血液传播的细菌感染。根据其发病的速度，可分为急性和慢性。临床上急性输卵管炎主要表现为下腹部剧烈疼痛，有高热，白带量明显增多，如果诊断不明确，容易误诊为急性阑尾炎。慢性输卵管炎则表现为不定期的下腹部疼痛、腰痛，特别是在排卵期或月经期疼痛加剧，常常引起不孕，病情严重的可导致输卵管局部狭窄或阻塞。

中医认为：本病属于"带下病"的范畴，如果输卵管阻塞则属于"癥瘕"的范畴，多由于湿热下注，或肝郁气滞等因素引起。

【处方】

主穴：输卵管、内分泌、三焦、肝、肾上腺。

配穴：疼痛加腹、神门、交感。

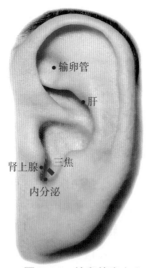 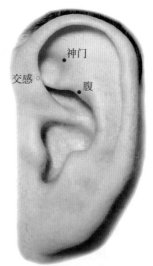

图9-21　输卵管炎主穴　　　　图9-22　输卵管炎（疼痛）配穴

注：虚线图 "✧" 表示在里侧

【操作】毫针刺，中刺激，每次留针30分钟，每日1次，10次为一疗程。

贴压法，中强刺激，每次选5~7穴，用王不留行籽压贴在相应的穴位上，每天自觉按压2~3次，每次3~5分钟，5日换药1次，两耳轮流交替。

【注意事项】

1）耳针治疗本病有一定的疗效，如果配合体针会更好，但对于病情严重的，尤其是引起不孕的患者，一定要采取综合性的疗法。

2）养成良好的卫生习惯，勤洗勤换内裤，经常保持会阴部的清洁卫生。

3）平时注意调节生活起居，饮食清淡，劳逸结合，多进行户外活动，增强体质。

九、附件炎

【概述】附件炎是指子宫周围的组织发生的炎症，包括输卵管、卵巢以及附近的韧带组织。临床上主要表现为小腹部坠胀和疼痛，病变部位可以在一侧，也可以在双侧，月经来潮前疼痛明显。

中医认为：本病多由于肝肾亏虚，精血不足，导致外邪乘虚而入，或湿热下注，气血运行不畅，使冲任二脉受到损伤而引起的。

【处方】

主穴：附件、内分泌、卵巢、肝、盆腔。

配穴：疼痛加腹、神门、交感。

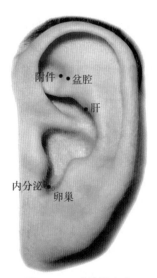

图9-23 附件炎主穴

注：虚线图 "〇" 表示在里侧

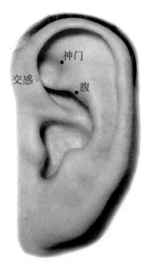

图9-24　附件炎配穴

注：虚线图"◌"表示在里侧

【操作】毫针刺，中刺激，每次留针30分钟，每日1次，10次为一疗程。

贴压法，中强刺激，每次选5~7穴，用王不留行籽压贴在相应的穴位上，每天自觉按压2~3次，每次3~5分钟，5日换药1次，两耳轮流交替。

【注意事项】

1）耳针对本病有较好的疗效，但严重者最好配合药物治疗会更好。

2）养成良好的卫生习惯，勤洗勤换内裤，经常保持会阴部的清洁卫生。

3）平时注意调节生活起居，饮食清淡，劳逸结合，多进行户外活动，增强体质。

十、带下病

【概述】带下病是指女性的白带出现异常表现。正常情况下，女性阴道可以有少量的、白色黏液状的分泌物，以滋润生殖器官，和防止各种细菌的侵入，起到保护的作用。但若阴道分泌物的数量明显增多，质地稠厚，颜色变黄，或白中带红，或呈现脓性带，或散发出腥臭味，豆腐渣样（霉菌感染）、水样（滴虫感染），并伴阴痒，部分患者可伴有腰酸乏力，肛门坠胀不舒服，或伴有全身症状，如低热、容易疲劳、失眠等，则属于"带下病"，其发病的原因常常与生殖器感染有密切的关系，如阴道炎、宫颈炎、宫颈糜烂、子宫内膜炎或癌症，或身体虚弱。

中医认为：带下病多因为气血亏虚，或湿热下注等导致带脉失约，冲、任二脉功能失调而发病。

【处方】

主穴：子宫、内分泌、卵巢、盆腔、内生殖器、皮质下。

配穴：带下量增多加三焦、脾。全身无力加脾、肾。

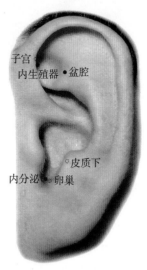

图9-25　带下病主穴

注：虚线图"⊙"表示在里侧

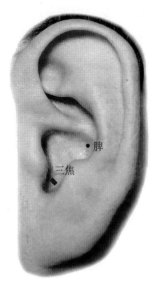

图9-26　带下病（带下量增多）配穴

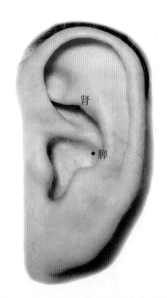

图9-27 带下病（全身无力）配穴

【操作】毫针刺，中刺激，每次留针30分钟，每日1次，10次为一疗程。

贴压法，中强刺激，每次选5~7穴，用王不留行籽压贴在相应的穴位上，每天自觉按压3~5次，每次3~5分钟，5日换药1次，两耳轮流交替。

放血法，用三棱针在耳尖点刺放血，出血5~8滴，3天1次。

【注意事项】

1）耳针对本病有较好的疗效，必要时配合药物治疗。

2）带下病的病因较为复杂，治疗前一定要明确诊断，对症治疗，以免贻误病情。

3）平时注意卫生，勤洗勤换内裤，经常保持会阴部的清洁。

4）平时注意调节生活起居，饮食清淡，劳逸结合，多进行户外活动，增强体质。

十一、盆腔炎

【概述】盆腔炎是指子宫、输卵管、卵巢以及周围组织，或盆腔腹膜等部位所发生的炎症。根据发病的过程和临床表现，可分为急性和慢性两种。多见于中年妇女，常常由于分娩、流产、宫腔内手术消毒不严，或月经期、产后不注意卫生，或者附近其他部位的感染等原因所引起。临床上急性盆腔炎表现为下腹部胀痛，带下量增多，颜色发黄，质地稠厚，腰膝酸软，常常伴有高热、头痛、食欲不振。慢性盆腔炎者多表现为腰、骶部疼痛，或下腹部疼痛，在劳累后加重，白带量增多，部分患者伴有月经周期紊乱，血量增多等。

中医认为：本病属于"热病""带下""癥瘕"的范畴，多因为肝肾不足、正气亏虚，病邪乘虚而入，或湿热、瘀毒潴留下焦而发病。

【处方】

主穴：盆腔、内分泌、肾上腺、肝、脾。

配穴：带下量明显增多加三焦、肾。局部症状严重加子宫、卵巢、内生殖器、皮质下。

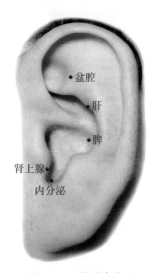

图9-28 盆腔炎主穴

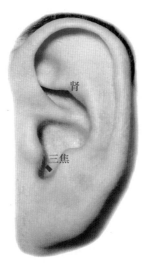

图9-29 盆腔炎（带下量明显增多）配穴

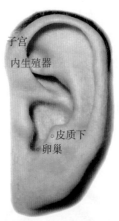

图9-30 盆腔炎（局部症状严重）配穴

注：虚线图"◌"表示在里侧

【操作】毫针刺，中刺激，每次留针30分钟，每日1次，10次为一疗程。

贴压法，中强刺激，每次选5~7穴，用王不留行籽压贴在相应的穴位上，每天自觉按压3~5次，每次3~5分钟，5日换药1次，两耳轮流交替。

放血法，用三棱针在耳尖点刺放血，出血5~8滴，3天1次。

【注意事项】

1）耳针治疗慢性盆腔炎有较好的疗效，急性盆腔炎病情急，很少单独用耳针，多配合体针和药物，以提高疗效，防止转化为慢性。

2）平时注意个人卫生，保持外阴清洁，尤其在月经期、妊娠期和产褥期。

3）保持心情愉快，树立战胜疾病的信心。

十二、围绝经期综合征

【概述】围绝经期综合征是妇女在绝经前后出现的一系列症状，包括月经及生殖器的变化、神经系统和心血管系统的症状。多见于45~55岁的妇女，随生活工作条件和环境的改变症状而有不同程度的表现。更年期是卵巢功能逐渐衰退的一个过渡时期，在临床上主要有以下表现：

月经及生殖器的改变：绝经前可有月经周期紊乱，要么周期延长，要么缩短，经量增加，甚至来潮时淋沥不尽，然后出现月经不规则，血量逐渐减少而后停止（少数妇女经量突然停止），外阴、阴道、子宫、输卵管、卵巢、乳腺等组织逐渐萎缩，阴道周围组织逐渐松弛。

神经系统症状：情绪多不稳定，容易激动、紧张、忧郁、烦躁、生气、好哭，常常伴有失眠、疲劳、记忆力减退、思想不集中等，甚至感觉过敏，或感觉减退，出现头痛、关节痛或皮肤麻木等。

心血管系统症状：阵发性发热，出汗，时冷时热，往往伴有胸闷、气短、心悸、眩晕，或短暂的血压升高或降低等。

中医认为：本病属于"绝经前后诸症"的范畴，是在妇女自然衰老的过程中，出现肾气亏虚、精血不足，冲任亏损所导致的一系列症状。

【处方】

主穴：内分泌、卵巢、缘中、丘脑、肾。

配穴：情绪不稳定加肝、交感。心血管系统症状加心、神门、皮质下。月经及生殖器的改变加内生殖器、子宫、输卵管。

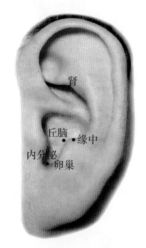

图9-31 围绝经期综合征主穴

注：虚线图"○"表示在里侧

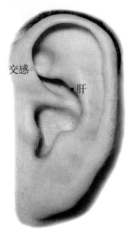

图9-32 围绝经期综合征（情绪不稳定）配穴

注：虚线图"○"表示在里侧

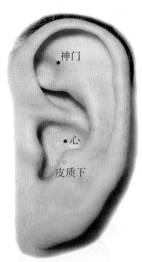

图9-33　围绝经期综合征（心血管系统症状）配穴

注：虚线图"⃝"表示在里侧

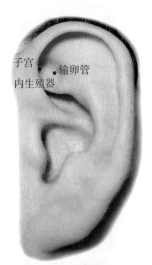

图9-34　围绝经期综合征（月经及生殖器的改变）配穴

注：虚线图"⃝"表示在里侧

【操作】毫针刺，中刺激，每次留针30分钟，每日1次，10次为一疗程。

贴压法，中强刺激，每次选5~7穴，用王不留行籽压贴在相应的穴位上，每天自觉按压3~5次，每次3~5分钟，5日换药1次，两耳轮流交替。

放血法，发热用三棱针在耳尖点刺放血，出血5~8滴，3天1次。

【注意事项】

1）耳针对本病有较好的疗效，但治疗时应对病人进行心理安慰，鼓励病人乐观、开朗，避免忧郁、烦躁等不良情绪的影响，树立安然度过围绝经期的信心。

2）平时注意劳逸结合，保证充足的睡眠，养成锻炼身体的好习惯，增强体质。

3）在进行耳针治疗的同时，配合食疗能提高疗效。

十三、不孕症

【概述】不孕症是指正值生育年龄的妇女在与配偶同居两年以上，配偶生殖功能正常，而夫妻双方都没有采取任何避孕措施的情况下不受孕。或曾经有过孕育史，又连续2年以上没有再怀孕的疾病，部分患者可伴有月经不调、痛经或闭经等。前者称为"原发性不孕症"，后者称为"继发性不孕症"。导致不孕的原因很复杂，可能由于患者机体的免疫因素，卵巢、输卵管、子宫、阴道等因素造成，也有可能暂时性的神经系统因素。

中医认为：本病属于"绝嗣不生""全不产""断续"的范畴，可能由于先天肾气亏虚，冲任血虚，气滞血瘀，痰湿阻滞等导致不孕。

【处方】

主穴：内分泌、内生殖器、肾、皮质下。

配穴：生殖器的病变加子宫、卵巢、输卵管、阴道。神经系统病变加肝、神门、交感、缘中。

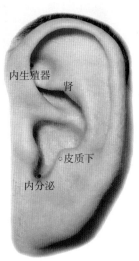

图9-35　不孕症主穴

注：虚线图"⌒"表示在里侧

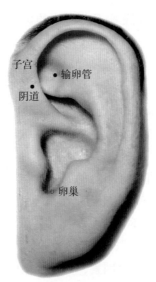

图9-36　不孕症（生殖器的病变）配穴

注：虚线图"〇"表示在里侧

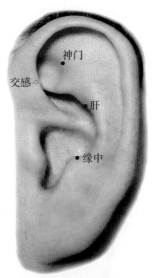

图9-37　不孕症（神经系统病变）配穴

注：虚线图"〇"表示在里侧

【操作】毫针刺，弱刺激，每次留针30分钟，每日1次，10次为一疗程。

贴压法，弱刺激，每次选5~8穴，用王不留行籽压贴在相应的穴位上，每天自觉按压3~5次，每次3~5分钟，5日换药1次，两耳轮流交替。

【注意事项】

1）耳针治疗不孕症有一定的疗效，但必须排除配偶或自身生理因素造成的不孕，在治疗前应作系统检查，以便针对病因采取相应的治疗措施。

2）本病病因复杂，病程较长，一定要鼓励患者积极配合治疗，树立信心。

十四、子宫脱垂

【概述】子宫脱垂是指子宫从正常位置沿阴道下降。可能与生育时受伤而且处理不当，或产育过多或分娩后过早地参加体力劳动而增加腹部压力等因素所导致，根据下降的程度不同，可分为三度。

第一度：子宫位置比正常位置稍微低一些，但子宫颈仍然在阴道口之内。

第二度：子宫颈以及部分子宫体下降到阴道口外。

第三度：子宫颈以及子宫体全部下降到阴道口外。

临床上主要表现为患者自己感觉坠胀，有物体掉落脱出阴道口，尤其在劳累后加重，病情轻的在休息后能回到原来的位置，部分患者伴有腰膝酸软，大便排除困难，小便失禁，若发展到第三度，病变局部容易出现溃烂或感染。

中医认为：本病属于"阴挺""阴脱""阴疝"的范畴，发生可能与脾肾气虚，湿热下注等有关。

【处方】

主穴：子宫、宫颈、内生殖器、肝、脾、肾。

配穴：下焦、腹、交感、皮质下。

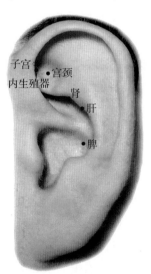

图9-38　子宫脱垂主穴

注：虚线图"◌"表示在里侧

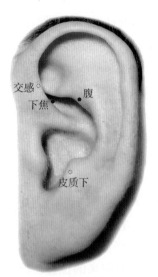

图9-39　子宫脱垂配穴

注：虚线图"○"表示在里侧

【操作】毫针刺，中刺激，每次留针30分钟，每日1次，10次为一疗程。

贴压法，中刺激，每次选5~7穴，用王不留行籽压贴在相应的穴位上，每天自觉按压3~5次，每次3~5分钟，5日换药1次，两耳轮流交替。

【注意事项】

1）耳针对第一度和第二度的子宫脱垂疗效较好，但对于第三度的最好采取综合性的治疗。

2）治疗期间指导患者做提肛练习，加强疗效。

3）积极治疗原发病，养成良好的排便习惯。

4）治疗时注意休息，避免过度劳累，不要长期保持蹲的姿势，以及从事重体力劳动。

十五、产后乳少

【概述】产后乳少，又称为"产后缺乳""乳汁不足"，是指妇女在产后哺乳期开始乳汁分泌减少，甚至乳汁一点都没有，不能满足婴儿的正常需要，可能与产妇先天性的乳房发育不完全，或身体虚弱，营养不良，或产妇受到精神刺激导致情志不畅，或哺乳方式不当等有关。临床上主要表现为产后48小时后乳房没有膨胀的感觉，乳汁很难流出。如果是因为产妇不按时哺乳，或不适当休息而导致乳汁不足的，应及时纠正其不良习惯。

中医认为：本病多由于产后气血不足，冲任二脉气虚，或情志不畅，气机郁滞，而导致"乳脉"不通。

【处方】

主穴：乳腺、缘中、丘脑、肾、皮质下。

配穴：情志不畅加肝、神门。乳汁过少加脾、胃、三焦。

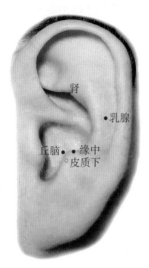

图9-40　产后乳少主穴

注：虚线图"〇"表示在里侧

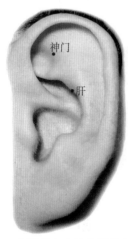

图9-41　产后乳少（情志不畅）配穴

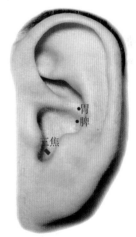

图9-42　产后乳少（乳汁过少）配穴

【操作】毫针刺，中刺激，每次留针30分钟，每日1次，10次为一疗程。

贴压法，中刺激，每次选5~7穴，用王不留行籽压贴在相应的穴位上，每天自觉按压3~5次，每次3~5分钟，5日换药1次，两耳轮流交替。

【注意事项】

1）耳针对产后乳少有一定的疗效，但最好配合食疗。

2）产妇应当加强营养，适当休息，保持良好的精神状态，纠正不正确的哺乳方法。

3）如果是乳汁排出不畅，而导致乳房胀满，应积极挤压排乳，防止变成乳腺炎。

十六、妊娠呕吐

【概述】妊娠呕吐，又称为"孕吐"，是妊娠早期的一种常见病证，临床上主要表现为怀孕2~3个月后，反复出现恶心、呕吐、厌食，甚至一闻到油腻就会吐，严重的不能进食和喝水，常常伴有喜欢吃酸辣食物，头晕、身体疲乏无力等。其发病原因多与精神过度紧张、兴奋，神经系统功能不稳定或内分泌因素有关。

中医认为：本病属于"恶阻""子病"的范畴，可由于肝胃之火上炎，或痰湿中阻，导致胃失和降而发病。

【处方】

主穴：肝、胃、神门、内分泌、皮质下。

配穴：呕吐严重加贲门，情绪不畅加交感、枕。

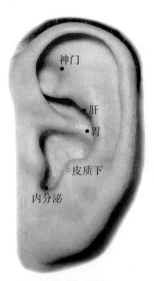

图9-43 妊娠呕吐主穴

注：虚线图 "❀" 表示在里侧

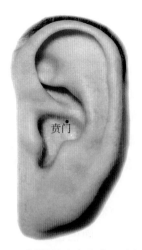

图9-44　妊娠呕吐（呕吐严重）配穴

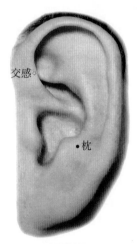

图9-45　妊娠呕吐（情绪不畅）配穴

注：虚线图"⚪"表示在里侧

【操作】毫针刺，中刺激，每次留针30分钟，每日1次，10次为一疗程。

贴压法，中刺激，每次选5~7穴，用王不留行籽压贴在相应的穴位上，每天自觉按压3~5次，每次3~5分钟，5日换药1次，两耳轮流交替。

【注意事项】

1）耳针对妊娠呕吐效果明显。

2）产妇饮食应清淡，尽量食用容易消化的食物，少吃多餐，避免异味刺激。

3）剧烈呕吐者，应送医院，必要时给予静脉输液，防止水分丢失过多。

十七、胎位不正

【概述】胎位不正是指孕妇在怀孕7个月后，经过产科检查发现胎位异常的病证，产科检查发现胎儿在子宫体内的定位不是正常的枕前位，而是斜位、横位、臀位或足位，部分孕妇伴有身体瘦弱、面色苍白、精神疲惫、腰酸、腹部冷，或见容易烦躁、生气，喜欢叹气等。多见于腹部肌肉松弛的孕妇，或已经有过怀孕史的经产妇。

中医认为：本病与肾气亏虚，寒邪凝滞，或脾虚湿滞，以及肝气郁结有关。

【处方】

主穴：子宫、肝、肾、内生殖器。

配穴：情绪不稳定加枕、神门。面色苍白、身体无力加脾、胃。

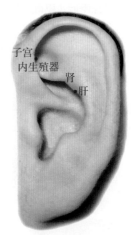

图9-46　胎位不正主穴

注：虚线图"◯"表示在里侧

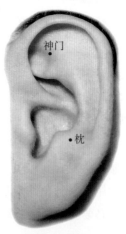

图9-47　胎位不正（情绪不稳定）配穴

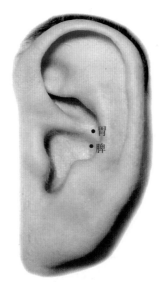

图9-48 胎位不正（面色苍白、身体无力）配穴

【**操作**】毫针刺，中刺激，每次留针30分钟，每日1次，10次为一疗程。

贴压法，中刺激，每次选5~7穴，用王不留行籽压贴在相应的穴位上，每天自觉按压3~5次，每次3~5分钟，5日换药1次，两耳轮流交替。

【**注意事项**】

1）耳针对本病有一定的疗效，但最好采取综合性的疗法，以期早日校正胎位。

2）治疗时，可以指导孕妇做胸膝卧位10~15分钟，能增强疗效。

3）如果是子宫畸形、骨盆狭窄、盆腔肿瘤等因素所导致的胎位不正，应尽早转妇产科处理，避免发生意外。

十八、产后出血

【**概述**】产后出血是一种较为常见而又严重的产科并发症，指胎儿娩出以后，产妇阴道出血量多于400毫升，失血严重时甚至会危及产妇生命，主要是由于产后子宫收缩无力所导致的。

【**处方**】

主穴：子宫、缘中、肾上腺、脾。

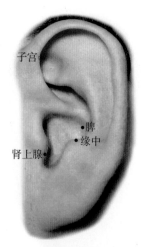

子宫

脾

缘中

肾上腺

图9-49 产后出血主穴

注：虚线图"心"表示在里侧

【操作】毫针刺，中刺激，每次留针30分钟，每日1次，10次为一疗程。

贴压法，中刺激，每次选5~7穴，用王不留行籽压贴在相应的穴位上，每天自觉按压3~5次，每次3~5分钟，5日换药1次，两耳轮流交替。

【注意事项】

1）耳针对本病只能起辅助的作用，必要时采取综合性的治疗。

2）本病严重时会危及产妇的生命，重在采取预防措施。

第十章 儿科疾病

一、小儿惊厥

【概述】小儿惊厥，俗称"抽风"，是儿科常见的一种危急病症，是多种疾病的伴随症状，如高热、乙型脑炎、流行性脑膜炎、原发性癫痫等，好发于1~5岁的小儿。临床上主要表现为突然四肢抽搐、颈项强直、身体扭曲、角弓反张、双目上翻或目瞪发呆、牙齿紧闭，严重的可以昏迷。

中医认为：本病属于"急惊风"的范畴，主要与外感时邪、暴受惊恐、痰热内蕴有关。

【处方】

主穴：心、肝、交感、神门、皮质下、脑、缘中。

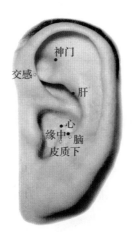

图10-1 小儿惊厥主穴

注：虚线图"⌖"表示在里侧

【操作】毫针刺，强刺激，每次留针30分钟，每日1次，10次为一疗程。

贴压法，强刺激，每次选5~7穴，用王不留行籽压贴在相应的穴位上，每天自觉按压3~5次，每次3~5分钟，5日换药1次，两耳轮流交替。

放血法，急性发病时用三棱针在耳尖点刺放血，出血5~8滴，3天1次。

【注意事项】

1）耳针对本病有一定的疗效，急性发作时可配合体针，待病情缓解后，要查明原因以明确诊断。

2）发病时如果痰涎过多的，要保持呼吸道通畅。同时要保持室内安静，避免惊扰患者。

3）在乙脑或流脑流行期间，尽量少去公共场所，减少发病机会。

二、百日咳

【概述】百日咳，俗称"鸬鹚咳"，四季都可以发病，但冬春季节较多，多见于学龄前儿童，年龄越小，其病情和症状越重。发病前常有上呼吸道感染，如感冒、扁桃体炎等。临床上主要分为3个阶段，初咳期仅有类似感冒的症状，如咳嗽、流涕、喷嚏、轻微的怕冷发热。痉挛性咳嗽期表现为阵发性、痉挛样咳嗽，日轻夜重，咳嗽连续十几声而没有吸气的间隙，患儿常面红耳赤，眼泪和鼻涕交替出现，两手紧握，然后又突然转化为暂停咳嗽，可以长吸气，喉咙间发出鸡鸣样的回声，紧接着又是一阵剧烈咳嗽，如此反复发作，直到吐出大量的痰涎或胃内残留物，部分严重患儿可出现眼睑浮肿，眼睛充血，鼻子出血，甚至昏迷或抽搐，这一阶段可持续2~6周。第三阶段即恢复期，咳嗽逐渐减轻，身体消瘦，疲乏无力，食欲不振，可持续2~3周。

中医认为：本病属于"顿咳"、"疫咳"、"天哮"的范畴，主要由于外感风热或风寒，痰浊内蕴，阻塞气道而发病。

【处方】

主穴：肺、气管、支气管、交感、神门、对屏尖、咽喉。

配穴：疲乏无力，加脾、胃。

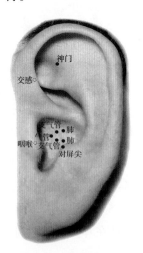

图10-2　百日咳主穴

注：虚线图 "⃝" 表示在里侧

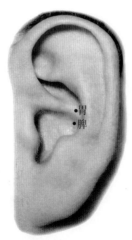

图10-3　百日咳（疲乏无力）配穴

【操作】毫针刺，强刺激，每次留针30分钟，每日1次，10次为一疗程。

贴压法，强刺激，每次选3~5穴，用王不留行籽压贴在相应的穴位上，每天自觉按压1~3次，每次3~5分钟，5日换药1次，两耳轮流交替。

放血法，急性发病时用三棱针在耳尖点刺放血，出血5~8滴，3天1次。

【注意事项】

1）耳针对本病的初期和恢复期有较好的疗效，但痉挛性咳嗽期间，要采取药物等综合性疗法。

2）本病具有较强的传染性，治疗期间应隔离患儿，保持室内通风和空气新鲜。

3）患儿在放血或毫针刺时，家属要积极配合。

三、厌食

【概述】小儿厌食是一种常见的病症，发病原因很多，常见于消化系统疾病如胃肠炎、肝炎、便秘、腹泻，或全身性疾病如贫血、维生素缺乏、锌缺乏、结核病等，或服用某种引起恶心、呕吐的药物，或由于家长喂养不当，小儿食用零食过多或挑食，或小儿过度紧张、恐惧、忧伤等。临床上主要表现为长期食欲不振，食量下降甚至不进食，身体消瘦，脸色苍白，没有光泽，但精神尚可，日久体质下降，免疫力降低，抗病能力差。

中医认为：本病属于"恶食""不嗜食"的范畴，多由于小儿脾气不足，或饮食不调，或病后失养，导致脾胃功能受损而发病。

【处方】

主穴：脾、胃、大肠、小肠、三焦、皮质下、神门、交感。

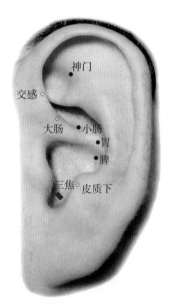

图10-4 厌食主穴

注：虚线图 "☉" 表示在里侧

【操作】毫针刺，强刺激，每次留针30分钟，每日1次，10次为一疗程。

贴压法，强刺激，每次选3~5穴，用王不留行籽压贴在相应的穴位上，每天自觉按压1~3次，每次3~5分钟，5日换药1次，两耳轮流交替。

【注意事项】

1）耳针对小儿厌食有较好的疗效，但治疗前要明确病因，以对症治疗。

2）如果是因为小儿饮食习惯造成的厌食，应纠正不良习惯。

四、小儿营养不良

【概述】小儿营养不良是儿科常见的病症，主要由于家长喂养不当，或消化道寄生虫或过早断乳、挑食、偏食、乳食无度等原因导致。表现为面黄肌瘦、头大颈细、头发稀疏、皮肤干枯有皱纹像老人，精神不振、腹胀如鼓或凹陷如舟，腹部皮肤青筋暴露，食欲不振或食多便多，甚至出现异常的饮食习惯，如爱食生米、泥土等，大便带虫，或肢体浮肿。

中医认为：本病属于"疳证"的范畴，主要因为饮食不调导致脾胃功能受损，气血不足而发病。

【处方】

主穴：脾、胃、大肠、小肠、三焦、皮质下、神门、交感。

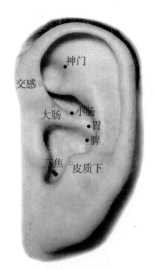

图10-5 小儿营养不良主穴

注：虚线图"⊙"表示在里侧

【操作】毫针刺，弱刺激，每次留针30分钟，每日1次，10次为一疗程。

贴压法，弱刺激，每次选3~5穴，用王不留行籽压贴在相应的穴位上，每天自觉按压1~3次，每次3~5分钟，5日换药1次，两耳轮流交替。

【注意事项】

1）耳针对小儿营养不良效果较好，但要明确病因，以对因治疗。

2）如果是寄生虫感染要配合药物。

3）婴儿要尽量母乳喂养，不要过早断乳，应逐渐增加辅食，喂容易消化而且营养丰富的食物，避免小儿挑食偏食的坏习惯。

4）平时多带小儿进行户外活动，增强体质，呼吸新鲜空气，多晒太阳，促进钙的合成和吸收。

五、抽动秽语综合征

【概述】抽动秽语综合征，又称"注意力缺陷多动症"，是儿童常见的一种阶段性的神经精神综合征，多见于学龄期的儿童，男孩多于女孩，进入青春期后逐渐好转而痊愈。临床上主要表现为多动，或肢体不自主抽动或喉间发出怪声，坐立不安，不能长时间的保持注意力集中，很难有始有终地完成一件任务，容易受外界影响，话多，不守纪律，性格任性好冲动，情绪不稳定，容易激动发脾气，参与活动能力差，缺乏安全感，病情严重的会影响学习成绩，极少数患者有先天性的认知障碍。

中医认为：本病属于"狂证"的范畴，多认为与遗传因素关系密切，或因肝风，或因先天肝肾阴精不足，心脾两虚，脑髓失去濡养而发病。

【处方】

主穴：心、肝、脑、肾、脾、神门、皮质下。

配穴：情绪不稳定，加胆、交感。

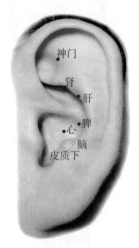

图10-6　抽动秽语综合征主穴

注：虚线图 "◌" 表示在里侧

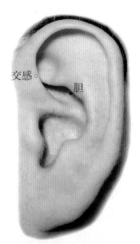

图10-7　抽动秽语综合征（情绪不稳）配穴

注：虚线图 "◌" 表示在里侧

【操作】毫针刺，强刺激，每次留针30分钟，每日1次，10次为一疗程。

贴压法，强刺激，每次选3~5穴，用王不留行籽压贴在相应的穴位上，每天自觉按压1~3次，每次3~5分钟，5日换药1次，两耳轮流交替。

放血法，情绪不稳定时用三棱针在耳尖点刺放血，出血5~8滴，3天1次。

【注意事项】

1）耳针对缓解本病症状有较好的疗效。

2）本病需要家长的关心和耐心教育，不可以打骂嘲笑和不耐烦，应帮助患儿养成良好的生活习惯。对于学习下降的要给予积极的指导和帮助，经常鼓励和表扬，增强其战胜疾病的信心。

六、遗尿

【概述】遗尿是指3岁以上的小儿因多种原因导致的一种疾病，一般认为主要与小儿大脑中枢功能失调有关。临床上多表现为睡眠中不自觉地排尿，醒后才知道，病情轻的数夜一次，严重的一夜数次，常常伴有精神不振、食欲减退、身体消瘦、面部没有光泽等表现。如果是因为小儿智力没有发育完善，没有形成排尿的习惯，或贪玩、过度疲劳，或睡觉前喝了过多的水等导致的偶尔尿床不属于病态。

中医认为：本病属于"尿床"、"夜尿症"的范畴，多因为肾气不足，或肺脾两虚，下焦湿热等原因，导致膀胱约束无力而发病。

【处方】

主穴：膀胱、尿道、肝、肾、耳中、兴奋点、缘中、额。

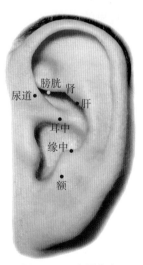

图10-8　遗尿主穴

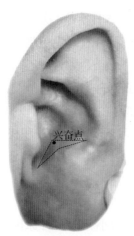

图10-9　遗尿（兴奋点）主穴

【操作】毫针刺，强刺激，每次留针30分钟，每日1次，10次为一疗程。

贴压法，强刺激，每次选3~5穴，用王不留行籽压贴在相应的穴位上，每天自觉按压1~3次，每次3~5分钟，5日换药1次，两耳轮流交替。

【注意事项】

1）耳针治疗本病有较好的疗效，但治疗前要明确病因，以对因治疗。

2）治疗期间要使患儿养成按时排尿的习惯，平时不要让患儿过度疲劳，适当加强营养，睡觉前不要喝过多的水。

3）平时要对患儿耐心教育，经常鼓励和表扬，增强其自信心，不可嘲笑和歧视，避免他们产生紧张、恐惧、自卑的心理。

第十一章　皮肤病

一、痤疮

【概述】痤疮，俗称"粉刺""青春痘"，是青春期男女常见的一种毛囊及皮脂腺的慢性炎症。其病因复杂，一般认为多与遗传因素有关，与皮脂分泌过多、内分泌因素等也有关系。临床上主要表现为面部、胸部、背部等地方，发病开始为粉刺（黑头粉刺多见，表现为毛孔中出现小黑点，用手挤压可见黄白色的脂肪粒），逐渐可发展为炎症性丘疹，脓包结节甚至会产生永久性疤痕。病情严重时可引起疼痛。

中医认为：本病可由于肺胃积热，血热上熏于颜面，或风热之邪侵袭面部，或因为饮食失常，过度食用辛辣、油腻、碳水化合物等食物，以及消化不良、便秘所导致。

【处方】

主穴：肺、脾、大肠、内分泌、肾上腺、耳尖。

配穴：相应部位点刺放血。热盛者加心。局部痒，加神门、枕。

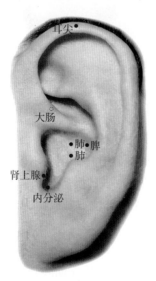

图11-1　痤疮主穴

注：虚线图 "⟡" 表示在里侧

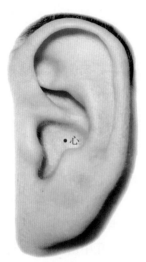

图 11-2　痤疮（热盛）配穴

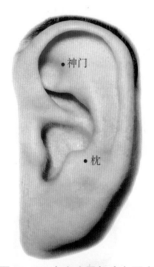

图 11-3　痤疮（局部痒）配穴

【操作】毫针刺，中刺激，每次留针 30 分钟，每日 1 次，10 次为一疗程。

贴压法，中强刺激，每次选 8~10 穴，用王不留行籽压贴在相应的穴位上，每天自觉按压 3~5 次，每次 3~5 分钟，5 日换药 1 次，两耳轮流交替。

放血法，用三棱针在耳尖相应部位点刺放血，出血 5~8 滴，3 天 1 次。

【注意事项】

1）耳针对本病有一定的疗效，部分患者可达到治愈的目的。

2）平时注意保持面部清洁卫生，治疗期间禁用化妆品，宜用硫黄肥皂温水洗脸，以减少油脂堆积在面部，堵塞毛孔。

3）严禁用手挤压，避免引起继发性的感染，留下疤痕。

4）平时忌食辛辣油腻及含糖量高的食品，多吃新鲜蔬菜和水果，保持大便通畅。

二、神经性皮炎

【**概述**】神经性皮炎是一种皮肤神经功能障碍性疾病，一般认为发病与精神因素有关，患者在发病前或病程过程中常常有过度兴奋、紧张、急躁、抑郁或失眠等症状出现。多见于颈项部、面部，其次在腰骶部、上肢肘部、前臂等，根据病变范围，可分为局限性神经性皮炎和播散性神经性皮炎。临床上主要表现为：刚起病时皮肤剧烈瘙痒，反复抓后出现丘疹，日久皮肤增厚、干燥、粗糙，皮肤纹理加深，逐渐变成苔藓样，界限清楚，或伴有色素增加，患者自觉阵发性瘙痒，特别是在夜间和安静时加重。

中医认为：本病属于"牛皮癣""顽癣"等范畴，多因为情志不畅，肝气郁结化火，日久耗血伤阴，血虚化燥生风而发病。

【**处方**】

主穴：相应部位、肺、肝、心、神门、枕、皮质下。

配穴：肾上腺、内分泌、耳尖。

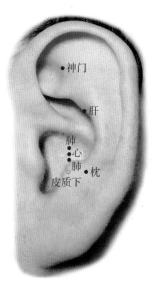

图11-4 神经性皮炎主穴

注：虚线图"⊙"表示在里侧

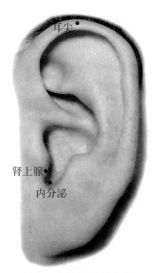

图11-5 神经性皮炎配穴

【操作】毫针刺，中刺激，每次留针30分钟，每日1次，10次为一疗程。

贴压法，中强刺激，每次选8~10穴，用王不留行籽压贴在相应的穴位上，每天自觉按压3~5次，每次3~5分钟，5日换药1次，两耳轮流交替。

放血法，用三棱针在耳尖点刺放血，出血5~8滴，3天1次。

【注意事项】

1）耳针对本病有较好的近期疗效，能起到明显的镇静、止痒的作用。

2）患者应保持精神稳定，尽量少抓，忌用热水洗烫和用刺激性药物外涂。

3）平时多食用新鲜蔬菜和水果，忌食辛辣、海腥等刺激之品，戒烟、戒酒。

三、皮肤瘙痒症

【概述】皮肤瘙痒症是一种神经功能障碍性皮肤病，是指皮肤无原发性伤害，仅仅以皮肤瘙痒为主症，多见于成人和老人。根据其病变范围，可以分为全身性和局限性。本病发病原因复杂，全身性瘙痒往往由情绪激动、衣服摩擦皮肤或饮酒而诱发，与慢性疾病，如糖尿病、肝胆病、尿毒症、恶性肿瘤等有关。局限性多与局部摩擦刺激，或细菌感染，或寄生虫等有关。临床上主要表现为初起时无皮肤损害，而是皮肤阵发性、剧烈瘙痒，由于经常搔抓，患处可出现抓痕、血痂，日久皮肤增厚，伴有色素沉着，苔藓样等继发性损害，甚至会影响睡眠，常常有头晕、抑郁、烦躁等神经衰弱的症状。

中医认为：本病属于"风痒""痒风""血风疮"等范畴，多因肝肾阴虚、血虚风燥，肌肤失养等导致。

【**处方**】

主穴：肺、肝、脾、内分泌、膈、风溪、肾上腺。

配穴：相应部位，耳尖、大肠、交感、风溪。糖尿病性痒加胰胆。肝炎加肝、胰胆、耳中穴。老年性痒加心。

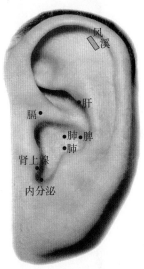

图11-6　皮肤瘙痒症主穴

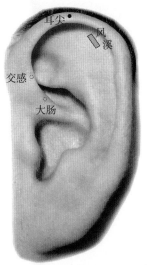

图11-7　皮肤瘙痒症配穴

注：虚线图"⟨⟩"表示在里侧

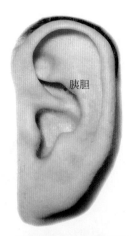

图11-8 皮肤瘙痒症（糖尿病性痒）配穴

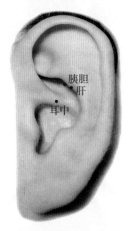

图11-9 皮肤瘙痒症（肝炎性痒）配穴

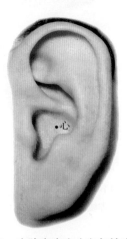

图11-10 皮肤瘙痒症（老年性痒）配穴

【操作】毫针刺，中刺激，每次留针30分钟，每日1次，10次为一疗程。

贴压法，中强刺激，每次选8~10穴，用王不留行籽压贴在相应的穴位上，每天自觉按压3~5次，每次3~5分钟，5日换药1次，两耳轮流交替。

放血法，用三棱针在耳尖或相应部位点刺放血，出血5~8滴，3天1次。

【注意事项】

1）运用各种方法刺激耳穴治疗皮肤瘙痒症，都能获得较好的效果。

2）皮肤瘙痒是一种症状，治疗前应作系统检查，以明确病因，采取针对性治疗。

3）避免过度搔抓，防止抓破皮肤，引起继发性感染。

4）平时多食用新鲜蔬菜和水果，忌食辛辣、海腥等刺激之品，戒烟、戒酒。

四、荨麻疹

【概述】荨麻疹，又称"风疹块"，是由于血管通透性暂时增加而出现局限水肿的皮肤黏膜改变。根据发病表现，可分为皮肤型和胃肠型。多由各种过敏性刺激引起，如花粉、灰尘等，或与某些药品、食品、昆虫、寄生虫或身体某局部感染，或全身性疾病有关。临床上，皮肤性荨麻疹主要表现为皮肤突然出现形状不一、大小不等的风团，呈红色，或白色，边界清晰，奇痒无比。胃肠型皮肤瘙痒症常常伴有腹痛、腹泻、恶心、呕吐、咳嗽、气喘、头晕、心悸、血压下降或关节疼痛等症状。

中医认为：本病属于"瘾疹""赤白游风"的范畴，多由于感受风邪，而且与寒、热相结合，或胃肠积热导致邪郁肌肤，邪气不能从皮肤透发而为病。

【处方】

主穴：风溪、肾上腺、内分泌、肝、脾、神门。

配穴：皮肤型加风溪、肺、枕。胃肠型加大肠、小肠、胃、膈。

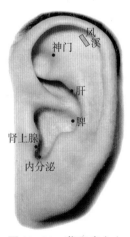

图11-11　荨麻疹主穴

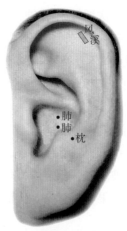

图11-12 荨麻疹（皮肤型）配穴

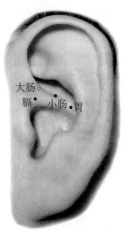

图11-13 荨麻疹（胃肠型）配穴

注：虚线图"○"表示在里侧

【操作】毫针刺，中刺激，每次留针30分钟，每日1次，10次为一疗程。

贴压法，中强刺激，每次选8~10穴，用王不留行籽压贴在相应的穴位上，每天自觉按压3~5次，每次3~5分钟，5日换药1次，两耳轮流交替。

放血法，用三棱针在耳尖点刺放血，出血5~8滴，3天1次。

【注意事项】

1）耳针治疗急性荨麻疹效果明显，但对于慢性者，由于过敏体质和机体免疫能力低下，治疗时需要的疗程较长。

2）荨麻疹的病因复杂，治疗前应查明原因，从而采取相应的疗法。

3）在治疗期间避免接触过敏性物品和药物，忌食辛辣、海腥等刺激之品，戒烟、戒酒。保持大便通畅。

五、湿疹

【概述】湿疹是由多种内外因素引起的瘙痒剧烈的一种皮肤炎症反应。其病因较为复杂，一般认为与神经系统功能障碍有关，如精神紧张、失眠、过度疲劳。或由于营养不良、消化不好、胃肠发生病变、寄生虫、或内分泌功能失调等。临床上多表现为在面部、四肢相对称的部位出现密集的点状红斑，和米粒大小的丘疹、疱疹，很快变为小水疱，破烂后，瘙痒难忍，严重时可以引起感染。如果反复发作，长时间的不能愈合，就会转化为慢性，瘙痒呈阵发性，遇到热和夜晚睡觉时加剧，皮肤变得粗糙，增厚，伴有色素沉着。

中医认为：本病属于"湿疡""湿毒"的范畴，多因患者先天体质不足，风湿热邪郁滞在肌肤而形成。

【处方】

主穴：肺、脾、内分泌、肾上腺、风溪。

配穴：相应部位、神门、心、枕、膈、大肠、小肠。

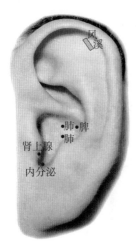

图11-14 湿疹主穴

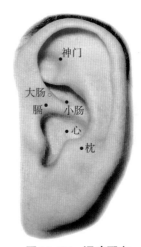

图11-15 湿疹配穴

【操作】毫针刺，中刺激，每次留针30分钟，每日1次，10次为一疗程。

贴压法，中强刺激，每次选8~10穴，用王不留行籽压贴在相应的穴位上，每天自觉按压3~5次，每次3~5分钟，5日换药1次，两耳轮流交替。

放血法，用三棱针在耳背静脉或相应部位点刺放血，出血5~8滴，3天1次。

【注意事项】

1）耳针治疗湿疹效果明显，可以缓解瘙痒等症状，但根治有一定的难度。

2）患处避免过度搔抓，忌用热水烫洗，或用肥皂等刺激物外洗，或药物外涂。

3）在治疗期间避免接触过敏性物品和药物，忌食辛辣、海腥等刺激之品，戒烟、戒酒。保持大便通畅。

4）平时注意休息，防止过度疲劳，心情愉快，保持个人卫生。

六、带状疱疹

【概述】带状疱疹是由水痘–带状疱疹病毒感染所引起的一种疱疹性疾病。多发生在患者机体免疫功能低下的情况下，如感冒、精神受到刺激、过度疲劳、恶性肿瘤放疗或应用某些药物。临床上主要表现为：潮红的皮肤上，长着一排像绿豆，或黄豆大小的疱疹，而且沿着神经分布，最好发在腰腹之间，就像一条带子缠在腰间，所以形象地称为"带状疱疹"，部分患者可伴有发病部位剧烈疼痛，像被火烧灼样的感觉，严重的会继发感染，体温升高，头痛，不能睡觉。病变部位也有在颈项、面部，一般病程在2~3周，病好之后很少有复发，但仍有一部分患者在疱疹完全消失后，留有局部刺痛的感觉。

中医认为：本病属于"蛇串疮""蛇丹""盘山虎""缠腰龙"的范畴，其多由于肝火内盛，湿热内蕴，淤积在肌肤而发病。

【处方】

主穴：风溪、肺、肝、胆、内分泌、肾上腺。

配穴：相应部位。疼痛剧烈加神门、枕。难以入睡加神门、垂前。

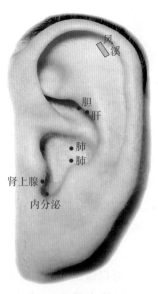

图11-16 带状疱疹主穴

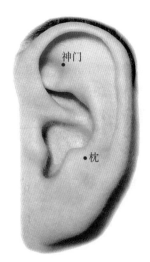

图11-17 带状疱疹（疼痛剧烈）配穴

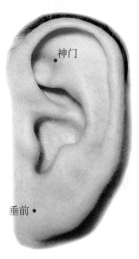

图11-18 带状疱疹（难以入睡）配穴

【操作】毫针刺，中刺激，每次留针30分钟，每日1次，10次为一疗程。

贴压法，中强刺激，每次选8~10穴，用王不留行籽压贴在相应的穴位上，每天自觉按压3~5次，每次3~5分钟，5日换药1次，两耳轮流交替。

放血法，用三棱针在耳尖或相应部位点刺放血，出血5~8滴，3天1次。

【注意事项】

1）耳针治疗本病有明显的止痛效果，应尽量早期治疗。

2）如果疱疹处局部皮肤破损严重，可在患处涂抹龙胆紫，防止继发感染。

3）平时保持精神愉快，避免过度劳累，锻炼身体，增强体质。

七、扁平疣

【概述】扁平疣是人乳头瘤病毒（human pailloma，HPV）感染所致的皮肤病，好发生于青年，主要经接触传播，HPV通过皮肤黏膜进入上皮细胞内导致上皮细胞异常分化和增生，人群普遍易感，免疫功能低下和外伤者更加易患。临床上主要表现为发病局部有针头或米粒大小的皮肤赘疣，为圆形、椭圆形等不同形状，摸起来坚硬，表面光滑，边界清楚，皮肤颜色不改变或为淡红色或淡褐色，偶尔有瘙痒，大多数病人没有自觉症状，而且1~2年可以自愈，不留疤痕。多发生在面部、手背、前臂等处。

中医认为：本病属于"疣疮""疣目"的范畴，多由于风热毒邪郁结在肺部，脾湿痰瘀阻滞经络，郁在肌肤所导致。

【处方】

主穴：肺、肝、脾、神门、肾上腺、内分泌。

配穴：相应部位、耳尖。

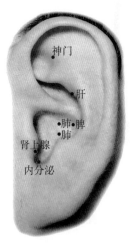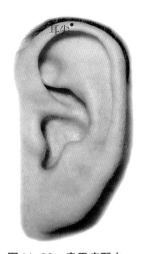

图11-19 扁平疣主穴   图11-20 扁平疣配穴

【操作】毫针刺，中刺激，每次留针30分钟，每日1次，10次为一疗程。

贴压法，中强刺激，每次选8~10穴，用王不留行籽压贴在相应的穴位上，每天自觉按压3~5次，每次3~5分钟，5日换药1次，两耳轮流交替。

放血法，用三棱针在耳尖或相应部位点刺放血，出血5~8滴，3天1次。

【注意事项】

1）耳针治疗本病与病程有密切关系，病程短见效快，病程长见效慢，需要坚持治疗。

2）在治疗期间避免接触过敏性物品和药物，忌食辛辣、海腥等刺激之品，戒烟、戒酒。保持大便通畅。

3）平时注意休息，防止过度疲劳，心情愉快，保持个人卫生。

八、脂溢性皮炎

【概述】脂溢性皮炎是一种皮脂分泌过多而导致的皮肤病，或由于皮肤感染而产生的炎症，如果维生素 B_{12} 或 B_6 缺乏，会使症状加重。临床上可以分为干型和湿型，干型多表现为发病时皮肤出现黄红色斑块，表面附着一层像米糠样的油脂性皮屑，严重时可发展为丘疹，头皮屑增多，脱发，甚至眉毛脱落。湿型一般由干型发展而来，皮肤红斑上皮脂分泌增多，抓后有糜烂渗出，常常伴有眼周、鼻旁或外耳道糜烂，严重时可变成红皮病。

中医认为：本病主要由于肌肤蕴热、风热等邪气侵袭毛孔，日久肌肤失去濡养，或胃经湿热上蒸肌肤而成。

【处方】

主穴：肝、肺、小肠、交感、皮质下。

配穴：相应部位、热重者加胃、大肠、胰胆。

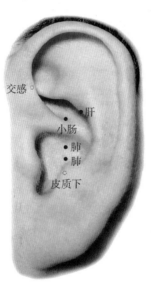

图11-21 脂溢性皮炎主穴

注：虚线图"⋯"表示在里侧

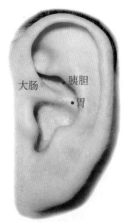

图11-22　脂溢性皮炎（热重）配穴

注：虚线图"♡"表示在里侧

【操作】毫针刺，中刺激，每次留针30分钟，每日1次，10次为一疗程。

贴压法，中强刺激，每次选5~7穴，用王不留行籽压贴在相应的穴位上，每天自觉按压3~5次，每次3~5分钟，5日换药1次，两耳轮流交替。

放血法，用三棱针在耳尖或相应部位点刺放血，出血5~8滴，3天1次。

【注意事项】

1）耳针对本病有一定的疗效，可以提高机体的免疫力，但根治有相当的难度。

2）患处尽量少搔抓，忌用热水烫洗或用肥皂等刺激物外洗。

3）平时注意卫生，保持良好的心态，避免过度劳累。

4）发病期间，忌食用鱼虾、浓茶，并戒烟戒酒。

九、黄褐斑

【概述】黄褐斑是一种后天性、局限性的皮肤黑色素增多疾病。目前发病机制不是很明确，一般多认为是慢性疾病、与内分泌功能失调、月经不调，或日晒等有关，女性多见。临床上主要表现为前额、面颊部、鼻部、口周围等容易被太阳照射处，出现淡褐色或深褐色斑块，界限清楚，部分患者可呈现蝴蝶样的斑块。

中医认为：本病属于"蝴蝶斑""面尘""肝斑"，主要由于肾气不足，精血不能上至，或肝气郁结，肝火不能外泄，郁久化热，阴血不足，导致面部气血失和而发病。

【处方】

主穴：肾上腺、内分泌、肺、肝、肾、脾、丘脑。

配穴：月经不调加子宫、卵巢、缘中。男性发病加前列腺。

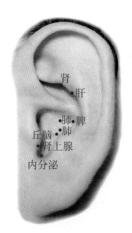

图11-23　黄褐斑主穴

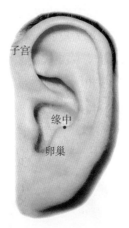

图11-24　黄褐斑（月经不调）配穴

注：虚线图"◌"表示在里侧

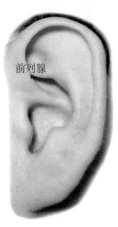

图11-25　黄褐斑（男性发病）配穴

【操作】毫针刺，中刺激，每次留针30分钟，每日1次，10次为一疗程。

贴压法，中刺激，每次选5~7穴，用王不留行籽压贴在相应的穴位上，每天自觉按压3~5次，每次3~5分钟，5日换药1次，两耳轮流交替。

放血法，用三棱针在相应部位点刺放血，出血5~8滴，3天1次。

【注意事项】

1）耳针治疗本病有一定的疗效，但黄褐斑的病因复杂，病程较长，需要患者积极配合，坚持治疗。

2）女性患者多是由于内分泌失调导致，因而耳针应以调整激素水平为主。

3）平时注意皮肤护理，尤其在夏天尽量避免日晒。

十、白癜风

【概述】白癜风是一种后天性、局限性的皮肤黑色素脱失的疾病，一般认为与家族遗传或自身免疫有关。临床上多表现为皮肤局部或全身出现白色斑块，比周围皮肤颜色浅，界限清楚，不突出皮肤表面，除了影响美观外，没有其他不舒服的症状。

中医认为：本病多由于受到风邪侵袭，或肾气不足，导致气血失和，肌肤失去濡养所致。

【处方】

主穴：肾、肝、脾、缘中、肾上腺、内分泌、风溪、丘脑、皮质下。

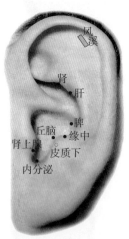

图11-26　白癜风主穴
注：虚线图 "💮" 表示在里侧

【操作】毫针刺，中刺激，每次留针30分钟，每日1次，10次为一疗程。

贴压法，中刺激，每次选5~7穴，用王不留行籽压贴在相应的穴位上，每天自觉按压3~5次，每次3~5分钟，5日换药1次，两耳轮流交替。

放血法，用三棱针在相应部位或肺区点刺放血，或耳背血管放血，出血5~8滴，3天1次。

【注意事项】

1）本病是一种慢性病，而且病因复杂，耳针有一定的疗效，但根治比较困难。

2）在治疗时，最好配合药物外涂或其他疗法，促使局部黑色素增加。

3）患者要保持好的心态，树立自信心。

十一、酒渣鼻

【概述】酒渣鼻是一种炎症性皮肤病，一般与胃肠功能失调、冷热刺激喜食辛辣食物或鼻腔内感染有关，但现代研究证明酒渣鼻的鼻部皮肤损害主要是螨虫感染所导致，多见于30~50岁的成年人，女性较多。临床上根据疾病发展的情况，分为三个阶段：

第一阶段：鼻局部皮肤潮红，毛细血管扩张，一般患者没有很明显的症状，称为"红斑期"。

第二阶段：在红斑的基础上，出现成批的小丘疹和脓包，称为"丘疹期"。

第三阶段：鼻部组织变得肥厚，堆积在一起形成赘肉，称为"肥大期"。

中医认为：本病俗称"红鼻子"，多由于脾胃湿热上蒸，或风寒外袭鼻部，血瘀凝结而成。

【处方】

主穴：内鼻、外鼻、肺、内分泌、肾上腺、脾。

配穴：相应部位，热重者加胃、大肠。

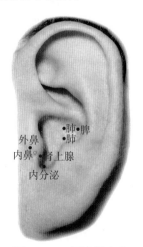

图11-27　酒渣鼻主穴

注：虚线图"○"表示在里侧

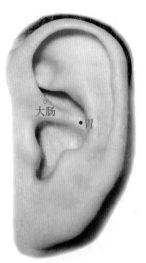

图11-28　酒渣鼻（热重）配穴
注：虚线图"○"表示在里侧

【操作】毫针刺，中刺激，每次留针30分钟，每日1次，10次为一疗程。

贴压法，中强刺激，每次选5~7穴，用王不留行籽压贴在相应的穴位上，每天自觉按压3~5次，每次3~5分钟，5日换药1次，两耳轮流交替。

放血法，用三棱针在耳尖或外鼻区点刺放血，出血5~8滴，3天1次。

【注意事项】

1）耳针对酒渣鼻的红斑期和丘疹期效果明显，肥大期病情严重，一般疗程相对较长，需要患者积极配合治疗。

2）治疗期间患者可以用温水或硫黄皂洗脸，忌食辛辣刺激的食物，少食用脂肪和糖含量高的食物，多吃新鲜蔬菜和水果，保持大便通畅。

3）耳针治疗的同时可配合外用药涂洗，以杀灭寄生虫，促进早日康复。

十二、多汗症

【概述】多汗症常常为自发性的一种疾病，病因复杂，多由于神经系统的病变，或内科疾病如结核病、甲状腺功能亢进症、伤寒等，导致全身汗液分泌过多。临床上主要表现为皮肤自主分泌汗液，时多时少，身体局部或全身性的多汗，常常在皮肤表面结成汗珠，尤其在紧张、激动、害怕等情绪不稳定时汗流如注。

中医认为：本病属于"汗证"的范畴，与风邪外袭或肺卫不固导致肌肤腠理稀疏，汗液自流有关。

【处方】

主穴：交感、皮质下、心、肺、脑。

配穴：相应部位，夜间汗多加神门、枕。

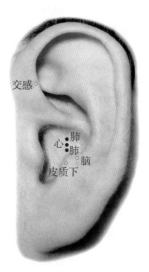

图11-29 多汗症主穴

注：虚线图"〇"表示在里侧

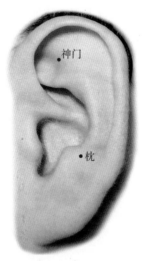

图11-30 多汗症（夜间多汗）配穴

【操作】毫针刺，中刺激，每次留针30分钟，每日1次，10次为一疗程。

贴压法，中刺激，每次选5~7穴，用王不留行籽压贴在相应的穴位上，每天自觉按压3~5次，每次3~5分钟，5日换药1次，两耳轮流交替。

【注意事项】

1）耳针对本病的疗效较好，但治疗前要明确诊断，以针对病因采取不同的治法。

2）平时注意保暖，防止外邪的侵袭，减少疾病的发生。

3）保持情绪的稳定，尽量避免各种诱发因素。

十三、脱发

【概述】脱发是一种症状，发病原因很多，有全身性因素，如内分泌功能紊乱、营养不良或长期的精神紧张、情绪激动，或发生在其他慢性疾病和妊娠后；也有局部因素导致的，如局部感染、外伤，或纯粹是家族遗传导致，多见于青壮年。临床上主要表现为突然或渐进性发病，出现头发脱落，形成斑秃，斑秃常常呈现圆形或椭圆形，大小不一，数量不等，头部脱发部位皮肤光滑油亮，但是没有炎症，病情严重时，脱发部位周围的头发容易拔掉，如果全部头发掉落称为"全秃"，如眉毛睫毛胡须阴毛等处也脱落的称为"普秃"。

中医认为：本病多是因为上述原因导致阴血亏虚，使皮肤失去血的濡养，头发容易脱落。

【处方】

主穴：肺、肾、脾、内分泌、肾上腺、皮质下。

配穴：相应部位、肝、胆、大肠、膀胱。

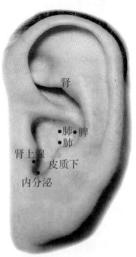

图11-31 脱发主穴

注：虚线图"⊙"表示在里侧

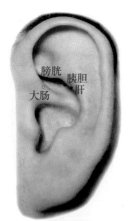

图11-32 脱发配穴

注：虚线图"⌒"表示在里侧

【操作】毫针刺，中刺激，每次留针30分钟，每日1次，10次为一疗程。

贴压法，中刺激，每次选5~7穴，用王不留行籽压贴在相应的穴位上，每天自觉按压3~5次，每次3~5分钟，5日换药1次，两耳轮流交替。

【注意事项】

1）耳针对本病有一定的疗效，对全秃效果不是很明显，但治疗前要明确诊断，以针对病因采取不同的治法。

2）治疗时最好采取综合性疗法，以增强疗效。

3）平时多食用促进头发生长的食物，如黑芝麻、花生等坚果，保持良好的心情，减少脱发的诱因。

十四、银屑病

【概述】"银屑病"，又称"牛皮癣"，是一种慢性皮肤病，原因多不明确，可能与遗传、感染、免疫异常、内分泌因素有关，多见于青少年。临床上主要表现为前臂、肘、膝盖、小腿、头皮及身体其他部位出现红色斑块，像鱼鳞样，边缘清楚，红斑上有一层层堆积的银白色鳞屑，如果剥除鳞屑，可以在鲜红色的皮肤上看到小出血点，瘙痒，容易引起焦虑，不同病人瘙痒的程度不一样，一般冬天严重，夏天症状减轻。

中医认为：本病属于"松皮癣""顽癣"的范畴，多因为风寒或风热的外袭。或因为冲任不调，阴血亏虚，血虚生风，以至于肌肤失去濡养，而致本病。

【处方】

主穴：风溪、肺、脾、胃、内分泌。

配穴：相应部位，肾上腺，肝、肾。

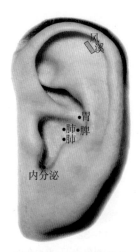

图11-33　牛皮癣主穴

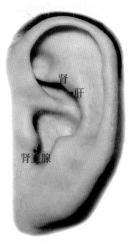

图11-34　牛皮癣配穴

【操作】毫针刺，中刺激，每次留针30分钟，每日1次，10次为一疗程。

贴压法，中强刺激，每次选5~7穴，用王不留行籽压贴在相应的穴位上，每天自觉按压3~5次，每次3~5分钟，5日换药1次，两耳轮流交替。

放血法，用三棱针在耳尖或相应部位或轮4点刺放血，或在耳背血管部位放血，出血5~8滴，3天1次。

【注意事项】

1）耳针对本病有一定的疗效，但银屑病病情复杂，要采取综合性的疗法。

2）平时注意皮肤卫生，防止外邪的侵袭。

3）加强营养，增强体质，减少疾病的发生。

第十二章　五官科疾病

一、近视

【概述】近视是眼睛的调节功能失常导致的一种常见疾病，一般认为与遗传和不良用眼习惯有关，如阅读、书写的姿势不对，或照明不足，或光线太强，或工作环境昏暗，或用眼时间持续过久，或走路、乘车、躺在床上看书等导致眼睛过度疲劳而引起。临床上主要表现为视近物清楚，而视远物模糊昏暗，伴有视力不同程度的减退。

中医认为：本病属于"能近怯远症"，《诸病源候论》记载"目不能远视乃劳伤脏腑，肝气不足所致。"现认为本病多因为先天禀赋不足，或后天发育不良，劳心伤神，导致心肝肾的气血亏虚，或长时间用眼不当等而发病。

【处方】

主穴：眼、肝、肾、心、神门、交感、目1、目2。

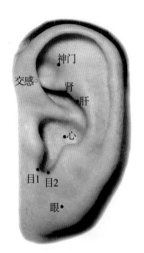

图12-1　近视主穴

注：虚线图"⟨⟩"表示在里侧

【操作】毫针刺，中刺激，每次留针30分钟，每日1次，10次为一疗程。

贴压法，中刺激，穴位全选，用王不留行籽压贴在相应的穴位上，每天自觉按压3~5次，每次3~5分钟，5日换药1次，两耳轮流交替。

放血法，用三棱针在耳尖点刺放血，出血5~8滴，3天1次。

【注意事项】

1）耳针对轻中度的近视有较好的疗效，尤其是假性近视，年龄越小治愈率越高，但若是高度近视，要佩戴眼镜矫正。

2）平时注意用眼卫生，用眼时间不要太久，1~2小时后要朝远处眺望或闭目养神，养成良好的用眼习惯。

3）坚持做眼保健操。

二、急性结膜炎

【概述】急性结膜炎，俗称"红眼病"，是一种常见的急性传染性眼病，多是细菌、病毒感染引起，如肺炎双球菌、链球菌、葡萄球菌等，春、夏两季多见。临床上主要表现为双眼明显充血，有黏液性脓性分泌物，异物感和烧灼感，甚至怕光、流泪、疼痛和视力暂时性减退，视物模糊，头部胀痛，心情烦闷等。

中医认为：本病属于"目赤肿痛""风火眼""天行赤眼"的范畴，多是由于外感时行疫毒，或肺经蕴热上行等导致疾病的发生。

【处方】

主穴：眼、肺、肝、目1、目2、肾上腺。

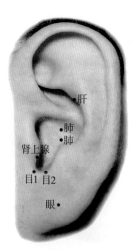

图12-2　急性结膜炎主穴

【操作】毫针刺，中刺激，每次留针30分钟，每日1次，10次为一疗程。

贴压法，中刺激，穴位全选，用王不留行籽压贴在相应的穴位上，每天自觉按压3~5次，每次3~5分钟，5日换药1次，两耳轮流交替。

放血法，灼热感时用三棱针在耳尖点刺放血，出血5~8滴，3天1次。

【注意事项】

1）耳针对缓解本病症状有较好的疗效，必要时配合药物等综合性治疗。

2）本病传染病很强，在流行期间要避免去公共场所，并注意用眼卫生。

3）患病期间应注意休息，保证睡眠充足，减少用眼。保持心情愉快，禁食辛辣等刺激性食物。

三、麦粒肿

【概述】麦粒肿，俗称"针眼"，是睫毛毛囊附近的皮脂腺或睑板腺的急性化脓性炎症，多发于一侧眼睛，且经常发作，青少年多发。主要与细菌感染，或过度食用辛、辣、煎、炸食物等有关。临床上主要表现为眼睑边缘生长出小硬结，红、肿、疼痛，形状像小麦粒。

中医认为：本病属于"土疳"的范畴，多由于风热之邪侵袭眼睑，或过食辛辣等刺激性食物，或心肝之火循经上炎，或脾虚湿热，上攻于目等致病。

【处方】

主穴：眼、心、肝、脾、三焦、目1、目2。

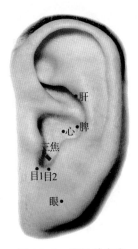

图12-3　麦粒肿主穴

【操作】毫针刺，中刺激，每次留针30分钟，每日1次，10次为一疗程。

贴压法，中刺激，穴位全选，用王不留行籽压贴在相应的穴位上，每天自觉按压3~5次，每次3~5分钟，5日换药1次，两耳轮流交替。

放血法，用三棱针在耳尖点刺放血，出血5~8滴，3天1次。

【注意事项】

1）耳针对本病初期疗效较好，但化脓后，要做手术切开排脓。

2）麦粒肿初起时，不可以用手挤压患处，以避免脓毒扩散加中病情。

3）平时注意用眼卫生，养成良好的用眼习惯，少食用辛辣等刺激性食物，戒烟戒酒。

四、青光眼

【概述】 青光眼是一种常见的眼部疾病，根据发病原因，可分为原发性、继发性和先天性3种。临床上主要表现为眼压升高，初期患者自己感觉头痛，眼睛轻微胀痛、视力减退，然后头痛剧烈，瞳孔扩大，常常伴有恶心、呕吐、结膜充血，眼睛浑浊，严重的可因为眼压过度升高，而导致眼睛的视神经萎缩而失明。

中医认为：本病属于"绿风内障"的范畴，多由于肝胆之火上亢，或肾阴不足，虚火上炎，经气不调等引起。

【处方】

主穴：眼、肝、肾、降压点、目1、目2、神门、肾上腺、内分泌。

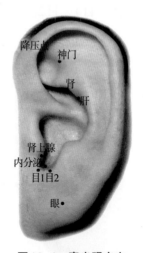

图12-4 青光眼主穴

【操作】 毫针刺，中刺激，每次留针30分钟，每日1次，10次为一疗程。

贴压法，中刺激，穴位全选，用王不留行籽压贴在相应的穴位上，每天自觉按压3~5次，每次3~5分钟，5日换药1次，两耳轮流交替。

放血法，用三棱针在耳尖点刺放血，出血5~8滴，3天1次。

【注意事项】

1）耳针对缓解本病的症状有一定的疗效，原发性青光眼如果能早期发现，早期治疗，多数可以痊愈。

2）本病眼压一般较高，要积极治疗，防止发生失眠。

3）平时患者要保持情绪稳定，不可焦虑烦躁，避免过度劳累，忌食辛辣刺激性食物。

五、中心性视网膜炎

【概述】中心性视网膜炎是一种常见的眼底病变。一般认为其发病主要是由于机体内外环境的不利因素造成，如精神过度紧张、兴奋，或脑力劳动过度，或眼睛局部的感染引起的大脑中枢神经功能失常，而产生视网膜的血液循环和营养受到障碍。临床上主要表现为发病初期眼睛外观没有明显的变化，患者只是感觉到视力障碍，眼睛中心部位视力减退，看东西模糊甚至变形，东西会变大或变小，扭曲或倾斜等，对青色、黄色的色觉不敏感。病情严重时眼前会出现阴影，甚至出现青、蓝、绿、黄等颜色。长期不愈，会发展为视神经萎缩。

中医认为：本病属于"青盲""视瞻昏渺"的范畴，多由于情志不畅，肝气郁结。或久视伤血，使目窍失去濡养而发病。

【处方】

主穴：眼、肝、肾、神门、交感、枕、目1、目2。

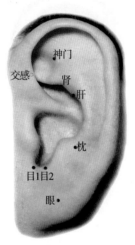

图12-5 中心性视网膜炎主穴
注：虚线图"○"表示在里侧

【操作】毫针刺，中刺激，每次留针30分钟，每日1次，10次为一疗程。

贴压法，中刺激，穴位全选，用王不留行籽压贴在相应的穴位上，每天自觉按压3~5次，每次3~5分钟，5日换药1次，两耳轮流交替。

放血法，用三棱针在耳尖点刺放血，出血5~8滴，3天1次。

【注意事项】

1）耳针对缓解本病症状有一定的疗效，但无法根治，西医尚没有理想的治疗方法。

2）平时注意保持情绪稳定，心情愉快，劳逸结合。

六、视神经萎缩

【概述】视神经萎缩是由于各种原因引起的神经纤维的损伤和退行性病变，如外伤、受压、局部炎症等，或眼眶或颅内肿瘤等病变的压迫，或遗传等，病情较为严重。本病分为原发性和继发性两种。临床上主要表现为视力明显减退，甚至完全失明，但眼睛外观没有变化，看东西的范围也逐渐缩小，特别是对红、绿色事物的范围最为显著。

中医认为：本病属于"青盲""视瞻昏渺"的范畴，多与先天禀赋不足，或肝肾亏虚、气血不足密切相关，目失濡养而为病。

【处方】

主穴：眼、肝、肾、枕、皮质下、交感、目1、目2。

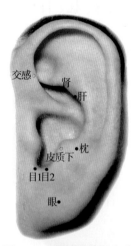

图12-6 视神经萎缩主穴

注：虚线图 "〇" 表示在里侧

【操作】毫针刺，弱刺激，每次留针30分钟，每日1次，10次为一疗程。

贴压法，弱刺激，穴位全选，用王不留行籽压贴在相应的穴位上，每天自觉按压3~5次，每次3~5分钟，5日换药1次，两耳轮流交替。

【注意事项】

1）视神经萎缩到目前仍然没有有效的疗法，耳针只能起辅助的作用。

2）平时注意生活调养，保持心情愉快，锻炼身体，增强体质，防止疾病的发生。

七、眼睑痉挛

【概述】眼睑痉挛是生活中常见的一种病症，多位于上眼睑，俗称"眼跳"，常一侧发病，如果跳动频繁，难以停止，则需要治疗。

中医认为：眼睑为脾所主，本病多由于风寒热邪等侵袭眼部经络，导致筋急，或气血不足，肝脾经络失调而为病。

【处方】

主穴：眼、肝、脾、三焦、皮质下、心。

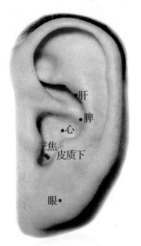

图 12-7 眼睑痉挛主穴

注：虚线图 "◌" 表示在里侧

【操作】毫针刺，强刺激，每次留针30分钟，每日1次，10次为一疗程。

贴压法，强刺激，穴位全选，用王不留行籽压贴在相应的穴位上，每天自觉按压3~5次，每次3~5分钟，5日换药1次，两耳轮流交替。

【注意事项】

1）眼跳如果偶尔发生，不属于病态，不需治疗。

2）平时保持情志舒畅，避免眼睛过度劳累。

八、内耳眩晕症

【概述】内耳眩晕症，又称"梅尼埃病""耳石症"，病因较为复杂，一般认为是变态反应引起的神经失调，中年男性多见。临床上主要表现为阵发性眩晕，耳鸣和听力障碍，多数患者会有同侧头及耳内闷胀感，严重的常常有恶心、呕吐、面色苍白、出汗，发作可持续数分钟或数小时、数天不等，初期多为单侧，随着病情发展，部分患者可发展为双侧。

中医认为：本病属于"眩晕"范畴，多由于肝阳上亢，或痰湿阻络，或肝肾不足所导致。

【处方】

主穴：内耳、外耳、三焦、枕、肝、胰胆、肾、晕区、颞。

配穴：恶心呕吐加脾、胃、贲门。神经失调加交感、皮质下。

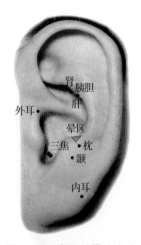

图12-8　内耳眩晕症主穴

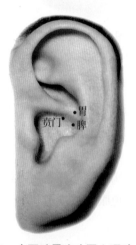

图12-9　内耳眩晕症（恶心呕吐）配穴

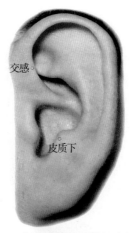

图12-10 内耳眩晕症（神经失调）配穴
注：虚线图"⟨⟩"表示在里侧

【操作】毫针刺，中刺激，每次留针30分钟，每日1次，10次为一疗程。

贴压法，中刺激，每次选5~7个穴，用王不留行籽压贴在相应的穴位上，每天自觉按压3~5次，每次3~5分钟，5日换药1次，两耳轮流交替。

放血法，用三棱针在耳尖点刺放血，出血5~8滴，3天1次。

【注意事项】

1）耳针对本病有较好的疗效，尤其是眩晕，针后立即有效。

2）本病容易反复发作，要坚持。

3）对于链霉素等药物引起的眩晕，效果不是很好，疗程较长。

4）若为耳石症所致，进行耳石复位后，症状即会消失。

九、耳鸣、耳聋

【概述】耳鸣、耳聋是指听觉异常、听力减退的病症，一般是多种疾病的伴随症状，如耳科疾病、高血压、动脉硬化、脑血管疾病、贫血、糖尿病等，也有因药物中毒或外伤等导致。临床上耳鸣主要是患者自觉耳内有声响，妨碍听觉，仿佛蝉鸣音。耳聋主要是不同程度的听力下降，甚至完全丧失，病情轻的叫"重听"，严重的叫"耳聋"。耳鸣和耳聋可同时出现，也可单独发生。

中医认为：本病与肝、胆、肾的关系密切，或因肾阴亏虚，或因肝胆火旺，痰火蒙窍。

【处方】

主穴：内耳、外耳、肝、胰胆、肾、三焦、皮质下、颞。

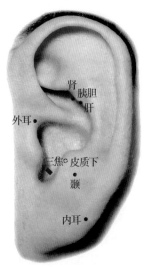

图12-11　耳鸣、耳聋主穴

注：虚线图 "⟨⟩" 表示在里侧

【操作】毫针刺，中刺激，每次留针30分钟，每日1次，10次为一疗程。

贴压法，中刺激，每次选5~7个穴用王不留行籽压贴在相应的穴位上，每天自觉按压3~5次，每次3~5分钟，5日换药1次，两耳轮流交替。

放血法，当耳鸣严重时用三棱针在耳尖点刺放血，出血5~8滴，3天1次。

【注意事项】

1）耳针治疗耳鸣、耳聋又较好的疗效，但对于鼓膜损伤导致的听力完全丧失没有明显的效果。

2）在治疗前应详细检查，明确诊断，以积极治疗原发病。

3）平时养成良好的生活习惯，起居有规律，劳逸结合，节制房事，保持心情舒畅，耳道卫生。

十、中耳炎

【概述】中耳炎是一种常见的耳科炎症，根据发病原因，可分为化脓性和非化脓性两种。化脓性中耳炎主要由于化脓性致病菌侵入耳道而发病，以耳内流脓为主要表现，常常伴有耳鸣、耳内有东西阻塞的感觉，听力减退等。非化脓性中耳炎包括分泌性中耳炎、气压损伤性中耳炎等。分泌性中耳炎，以听力减退或伴发耳鸣为主要症状。根据病程，还可分为急性和慢性中耳炎。

中医认为：本病属于"脓耳""耳胀""耳闭"的范畴，多因外感风热，或肝胆火旺等导致本病的发生。

【处方】

主穴：内耳、外耳、肾、肾上腺、肝、胰胆、内分泌、神门。

配穴：化脓加目2。头痛加枕、皮质下。

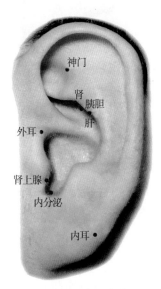

图12-12　中耳炎主穴

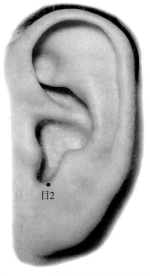

图12-13　中耳炎（化脓）配穴

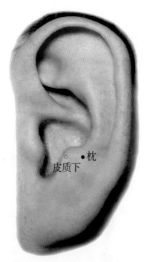

图12-14 中耳炎（头痛）配穴

注：虚线图"◌"表示在里侧

【操作】毫针刺，中强刺激，每次留针30分钟，每日1次，10次为一疗程。

贴压法，中强刺激，每次选5~7个穴，用王不留行籽压贴在相应的穴位上，每天自觉按压3~5次，每次3~5分钟，5日换药1次，两耳轮流交替。

放血法，化脓用三棱针在耳尖点刺放血，出血5~8滴，3天1次。

【注意事项】

1）耳针对本病有较好的疗效，特别是急性中耳炎。

2）治疗时尽量清除耳内脓液，保持耳道清洁通畅。

3）平时锻炼身体，增强体质，积极预防并及时治疗感冒等疾病，以避免引发中耳炎。

4）急性中耳炎发作时，要密切注意病情的变化，防止病情严重而危及生命。

十一、鼻炎

【概述】鼻炎是指鼻腔黏膜发生的炎症，根据病程，可分为急性鼻炎和慢性鼻炎两种。急性鼻炎症状与普通感冒相似，主要以上呼吸道感染为主症，如鼻塞、流涕、喷嚏、嗅觉减退等。慢性鼻炎多数是急性发展而来，又可分为单纯性鼻炎、肥厚性鼻炎和萎缩性鼻炎，其中单纯性鼻炎主要表现为间歇性或交替性鼻塞，日轻夜重，鼻涕多，常为黏液性。肥厚性鼻炎则表现为持续性鼻塞，鼻涕少，不容易排出，常伴有头胀痛、精神不振、嗅觉明显减退。萎缩性鼻炎除了鼻塞外，常常伴有鼻咽部干燥、鼻子出血、嗅觉障碍、鼻子发臭等。临床上还有一种过敏性鼻炎，主要与各种引起过敏的物质有关，如花粉、灰尘或化学物质等，表现为突然发作性鼻痒，或伴眼痒、耳痒，鼻塞，流清涕，喷嚏连续，一般有过敏病史。

中医认为：本病属于"伤风""感冒""鼻窒""鼻槁""鼻衄""脑漏"的范畴，多因为外感风寒，或肺脾气虚，或邪毒久留等，使肺气亏损而发病。

【处方】

主穴：内鼻、肾上腺、肺、大肠、脾、肾、外耳。

配穴：过敏性鼻炎加风溪、内分泌。

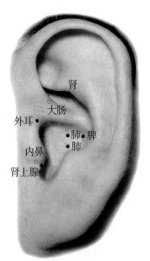

图12-15　鼻炎主穴

注：虚线图"◌"表示在里侧

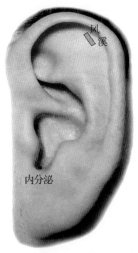

图12-16　鼻炎（过敏性鼻炎）配穴

【操作】毫针刺，中强刺激，每次留针30分钟，每日1次，10次为一疗程。

贴压法，中强刺激，每次选5~7个穴，用王不留行籽压贴在相应的穴位上，每天自觉按压3~5次，每次3~5分钟，5日换药1次，两耳轮流交替。

放血法，急性鼻炎用三棱针在耳尖点刺放血，出血5~8滴，3天1次。

【注意事项】

1）耳针对本病有较好的疗效，尤其对改善鼻道的通气功能较为明显，对慢性鼻炎要采取综合性治疗。

2）急性期要适当休息，食容易消化且富含营养的食物，多喝热开水，保持大便通畅。

3）过敏性鼻炎要积极查找过敏原，尽量避免接触。

4）平时注意锻炼身体，增强体质，积极预防和治疗呼吸道疾病。

十二、鼻出血

【概述】鼻出血是常见的一种症状，其发病原因可分为全身性的和局部性的，其中全身性的可由于高血压、维生素缺乏、心血管系统疾病、肝硬化、倒经、流感、出血热、急性疾病的高热、尿毒症或药物中毒等引起，局部性的可由于鼻腔黏膜的干燥或溃疡或肿瘤初期，或外伤或受到压迫等引起。临床上主要表现为一侧鼻部出血，也可以是一侧鼻腔出血经过鼻咽流向对侧，少量出血时仅仅是鼻涕中带血，大量出血则从两侧鼻孔同时流出。

中医认为：本病属于"鼻衄""鼻洪"的范畴，可分为实证和虚证两大类。实证者，多由于肺热、胃火、肝火等损伤鼻部络脉，迫血妄行。虚证者，多由于阴虚火旺或者气虚不能摄血而导致鼻出血。亦可由外伤所致。

【处方】

主穴：内鼻、肺、肾上腺、神门、额、脾。

配穴：大量出血加膈、缘中、胃。肝火盛的加肝、胰胆。

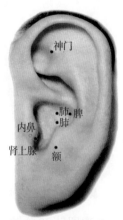

图12-17 鼻出血主穴

注：虚线图"⊙"表示在里侧

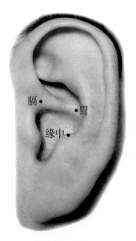

图12-18 鼻出血（大量出血）配穴

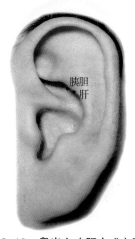

图12-19 鼻出血（肝火盛）配穴

【操作】毫针刺，中等刺激，每次留针30分钟，每日1次，10次为一疗程。

贴压法，中等刺激，每次选5~7个穴，用王不留行籽压贴在相应的穴位上，每天自觉按压3~5次，每次3~5分钟，5日换药1次，两耳轮流交替。

【注意事项】

1）耳针对单纯性鼻出血又较好的疗效，但待血止后，要明确病因，积极治疗原发病。

2）出血量大时要配合鼻部填塞止血，防止出血过多导致虚脱或休克。

3）平时注意饮食调节，少食或不食辛、辣刺激性食物。

4）戒除挖鼻等不良习惯。

十三、嗅觉失灵

【**概述**】嗅觉失灵是鼻部的一种常见症状，有暂时性的和永久性之分。暂时性的主要由于急性鼻炎、神经系统功能障碍如癔症等引起。永久性的则多是鼻部阻塞如鼻息肉，或鼻腔黏膜受损如萎缩性鼻炎，或嗅觉神经功能障碍如神经炎，或支配嗅觉的脑部区域出现损害如局部栓塞、肿瘤等均可引起嗅觉丧失。

中医认为：本病多与鼻部长期有湿浊聚集而成肿物，或外感邪毒侵袭鼻部肌膜而导致黏膜萎缩有关。

【**处方**】

主穴：内鼻、肺、神门、脑干、耳垂4区。

配穴：肾上腺、内分泌、大肠、皮质下。

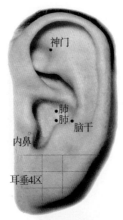

图12-20 嗅觉失灵主穴

注：虚线图"◯"表示在里侧

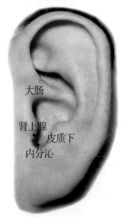

图12-21 嗅觉失灵配穴

注：虚线图"◯"表示在里侧

【操作】毫针刺，弱刺激，每次留针30分钟，每日1次，10次为一疗程。

贴压法，弱刺激，每次选5~7个穴，用王不留行籽压贴在相应的穴位上，每天自觉按压3~5次，每次3~5分钟，5日换药1次，两耳轮流交替。

【注意事项】

1）耳针对暂时性的嗅觉失灵有较好的疗效，但对于永久性的只能作为辅助性的疗法。

2）平时保持鼻腔清洁，防止内容物堆积阻塞。

十四、扁桃体炎

【概述】扁桃体炎是一种常见的疾病，常见于儿童和青年，多由于细菌或病毒感染引起，如链球菌、葡萄球菌等。根据病程可以分为急性扁桃体炎和慢性扁桃体炎，临床上急性炎症表现为咽喉部充血、疼痛，吞咽时加重，扁桃体肿大，上有黄色分泌物，常伴有怕冷、发热、头痛、全身酸痛等。当急性扁桃体炎反复发作久治不愈，会形成慢性，甚至诱发中耳炎、心内膜炎、肾炎等疾病。

中医认为：本病属于"乳蛾""喉蛾"的范畴，多由于外感风热、邪毒，或过度食用辛、辣、煎、炒等食物，导致肺、胃火热上蒸，聚集在喉咙而发病。

【处方】

主穴：扁桃体、咽喉、气管、肺、胃、内分泌、轮6。

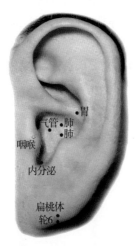

图12-22　扁桃体炎主穴

注：虚线图"○"表示在里侧

【操作】毫针刺，中强刺激，每次留针30分钟，每日1次，10次为一疗程。

贴压法，中强刺激，每次选5~7个穴，用王不留行籽压贴在相应的穴位上，每天自觉按压3~5次，每次3~5分钟，5日换药1次，两耳轮流交替。

放血法，疼痛剧烈用三棱针在耳尖点刺放血，或扁桃体轮6点刺放血，出血5~8滴，3天1次。

【注意事项】

1）耳针对本病有较好的疗效，急性期要配合药物治疗，以免转化为慢性。

2）一旦发病要积极治疗，避免引起内脏疾病，并注意休息，减少或避免过度说话。

3）平时合理饮食，少食辛、辣刺激性食物，戒烟戒酒。锻炼身体，增强体质，提高机体免疫力。

十五、咽喉炎

【概述】咽喉炎是临床常见的疾病，包括咽炎和喉炎，是指咽部黏膜和周围淋巴组织的病变，根据病程可分为急性和慢性两种。一般认为是细菌或病毒感染引起，或与过度吸烟、饮酒，或受到粉尘、烟雾有害气体的刺激有关，或特殊需要用声过多的职业如教师、演员等也易发病。临床上急性咽喉炎病情轻的仅见咽喉发干、疼痛、嘶哑，严重的会伴有怕冷、发热、全身酸痛、吞咽困难、疼痛，周围淋巴结会有肿大、压痛。慢性咽喉炎多数是急性咽喉炎发展而来，可分为单纯性、肥厚性和萎缩性3种，临床上以咽喉不舒服、声音嘶哑为主症，咽喉部有异物感或干燥灼热感，咽痒，咳嗽，痰液黏稠不容易咳出，常伴有恶心、呕吐，一般日轻夜重。

中医认为：本病属于"喉痹""喉喑"的范畴，多由于外感风热，或肺胃火旺上蒸，或肺肾阴虚、虚火上炎等导致喉咙失去濡养而为病。

【处方】

主穴：咽喉、气管、肺、胃、颈、内分泌、肾上腺、口、肾、大肠、轮1、轮6。

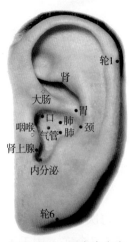

图12-23 咽喉炎主穴

注：虚线图"〇"表示在里侧

【操作】毫针刺，中强刺激，每次留针30分钟，每日1次，10次为一疗程。

贴压法，中强刺激，每次选5~7个穴，用王不留行籽压贴在相应的穴位上，每天自觉按压3~5次，每次3~5分钟，5日换药1次，两耳轮流交替。

放血法，急性咽喉炎用三棱针在耳尖点刺放血，出血5~8滴，3天1次。

【注意事项】

1）耳针对急性咽喉炎有较好的疗效，对慢性效果不明显，不能根治。

2）注意查找咽喉部周围的慢性疾病，并积极治疗。

3）治疗期间忌食辛辣香燥刺激性食物，戒烟戒酒，养成良好的饮食习惯。

十六、咽喉异物感

【概述】咽喉异物感是指患者自觉喉中好像有东西梗阻，咳不出来，吞不下去，胸部胀闷，抑郁不舒，但经检查却没有实质性的东西阻塞。多见于中年女性，特别是更年期前后的女性。西医称之为"癔球症"。

中医认为：本病属于"梅核气"的范畴，主要是情志不遂，导致肝气郁结。或脾虚生痰，痰气互结于咽喉而发病。

【处方】

主穴：咽喉、气管、肝、脾、肺、食道、三焦、皮质下、内分泌。

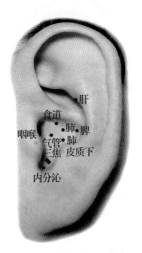

图12-24 咽喉异物感主穴

注：虚线图"⟨⟩"表示在里侧

【操作】毫针刺，强刺激，每次留针30分钟，每日1次，10次为一疗程。

贴压法，强刺激，每次选5~7个穴，用王不留行籽压贴在相应的穴位上，每天自觉按压3~5次，每次3~5分钟，5日换药1次，两耳轮流交替。

【注意事项】

1）耳针可以缓解本病的一些症状，但本病属于功能性疾病，治疗前应作明确诊断。

2）本病与患者的情绪密切相关，因而要给予心理治疗和辅导，解除顾虑，树立战胜疾病的信心。

十七、口腔溃疡

【概述】口腔溃疡是一种反复发作性疾病，病因较复杂，一般认为是病毒感染，或过敏反应、胃肠道功能障碍、内分泌紊乱等。临床上主要表现为口腔黏膜反复出现圆形或椭圆形的小溃疡面，边缘整齐清楚，周围有红晕，溃疡面有黄白色渗出物，或舌部出现溃疡面，疼痛不舒服，遇到冷、热、酸、甜等各种刺激时疼痛加重，严重的会妨碍饮食和睡眠，食欲不好，常因为失眠或食欲差而使溃疡反复发作。

中医认为：本病属于"口疮"的范畴，主要是脾胃经湿热上蒸于口而发病。

【处方】

主穴：口、舌、脾、胃、心、肾上腺、内分泌、风溪、相应部位。

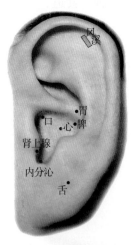

图12-25　口腔溃疡主穴

【操作】毫针刺，中强刺激，每次留针30分钟，每日1次，10次为一疗程。

贴压法，中强刺激，每次选5~7个穴，用王不留行籽压贴在相应的穴位上，每天自觉按压3~5次，每次3~5分钟，5日换药1次，两耳轮流交替。

放血法，用三棱针在耳尖点刺放血，出血5~8滴，3天1次。

【注意事项】

1）耳针对本病具有明显的止痛作用，可以延长发作时间，使溃疡面减小。

2）本病病因复杂，要明确病因，并积极治疗原发病。

3）平时注意保持口腔卫生，少食辛辣等刺激性食物，以免诱发溃疡。

十八、牙周炎

【概述】牙周炎是常见的一种疾病，发病原因可有全身性的和局部性的，其中全身性的有各种慢性疾病，如溃疡病、结核、糖尿病、神经衰弱、肝病等。局部性的可以是牙周的细菌感染、牙结石、食物嵌塞、牙齿上下不齐以及假牙等。临床上主要表现为牙龈肿痛、出血，牙槽骨和牙龈之间形成深沟，甚至出脓，病情发展到最后，牙槽骨萎缩，牙齿松动脱落。

中医认为：本病属于"牙龈肿痛""牙宣"的范畴，多因为肠胃湿热蕴结，火热循经至牙及牙周而为病。

【处方】

主穴：大肠、胃、三焦、肾上腺、肾、牙、上颌、下颌。

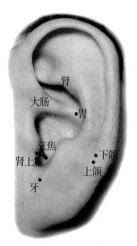

图12-26 牙周炎主穴

注：虚线图"○"表示在里侧

【操作】毫针刺，中强刺激，每次留针30分钟，每日1次，10次为一疗程。

贴压法，中强刺激，穴位全选，用王不留行籽压贴在相应的穴位上，每天自觉按压3~5次，每次3~5分钟，5日换药1次，两耳轮流交替。

放血法，牙、上颌、下颌用三棱针点刺放血，出血5~8滴，3天1次。

【注意事项】

1）耳针对本病有明显的止痛作用，病情严重时要配合药物治疗。

2）积极治疗原发病。

3）平时注意口腔卫生，避免过度的咀嚼硬物和冷、热、酸、甜的食物。

十九、牙龈出血

【概述】牙龈出血是一种常见症状，多是牙龈炎和牙周炎的伴随症状，主要与口腔卫生状况不佳，牙结石，牙龈红肿糜烂有关，常在刷牙时发现。

中医认为：本病属于"齿衄"的范畴，多由于肠胃湿热蕴积，上壅于经脉而发病。

【处方】

主穴：大肠、胃、三焦、肾上腺、脾、气管、上颌、下颌。

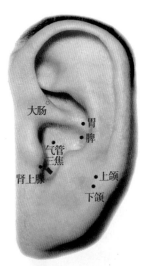

图12-27 牙龈出血主穴

注：虚线图"◌"表示在里侧

【操作】毫针刺，中强刺激，每次留针30分钟，每日1次，10次为一疗程。

贴压法，中强刺激，穴位全选，用王不留行籽压贴在相应的穴位上，每天自觉按压3~5次，每次3~5分钟，5日换药1次，两耳轮流交替。

【注意事项】

1）耳针对本病有一定的疗效，但治疗前要明确诊断，积极治疗原发病。

2）平时注意口腔卫生，避免过度的咀嚼硬物和冷、热、酸、甜的食物。

二十、牙痛

【概述】牙痛是一种常见病，多是由龋齿、牙龈炎、牙周炎、根尖周围炎等引起。

中医认为：本病的病因很多，多是手、足阳明经热盛循经上攻于牙，或风寒、热等邪气客于牙所致，或肝肾两虚，牙失去濡养。或虫蛀等引起。

【处方】

主穴：口、三焦、上颌或下颌、牙、肝、肾。

配穴：上牙痛加胃。下牙痛加大肠。

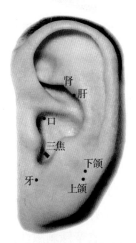

图12-28　牙痛主穴

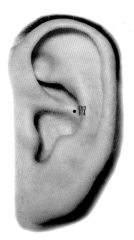

图12-29　牙痛（上牙痛）配穴

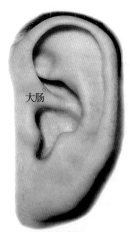

图12-30　牙痛（下牙痛）配穴
注：虚线图"〇"表示在里侧

【操作】毫针刺，中强刺激，每次留针30分钟，每日1次，10次为一疗程。

贴压法，中强刺激，穴位全选，用王不留行籽压贴在相应的穴位上，每天自觉按压3~5次，每次3~5分钟，5日换药1次，两耳轮流交替。

放血法，用三棱针在耳尖点刺放血，出血5~8滴，3天1次。

【注意事项】

1）耳针止牙痛效果很快，尤其取相应部位。

2）止痛后要明确病因，积极治疗原发病。

3）平时注意保持口腔卫生，少食辛辣刺激性食物。

穴位索引

参考文献

［1］余曙光，谭静，陈日新．耳压疗法规范化操作图解［M］．北京：军事科学出版社，2014．

［2］赣南医学专科学校编．中医学讲义（中册）方剂、针灸部份［M］．江西：赣南医学专科学校编，1976．

［3］（唐）王冰编，戴铭，张淑贤，林怡，等点较．《黄帝内经素问》［M］．广西：广西科学技术出版社，2016：101．

［4］强利．《耳疗图解版》［M］．北京：京华出版社，2007．

［5］（清）田晋蕃著．黄作阵等校注．内经素问校证［M］．北京：中国中医药出版社，2015．

［6］王正主编．图解耳穴诊治与美容［M］．北京：中国医药科技出版社，2014．

［7］王富春．刺法灸法学［M］．上海：上海科学技术出版社，2016．

［8］黄丽春．耳穴治疗学［M］．北京：科学技术文献出版社，2017．

［9］黄建军．耳针法入门［M］．北京：人民卫生出版社，2008．

［10］世界针灸学会联合会．耳穴名称与定位［M］．北京：中国中医药出版社，2016．

［11］郭长青．翟伟．耳穴［M］．西安：西安交通大学出版社，2010．

［12］邬继红．巧用耳穴［M］．北京：人民军医出版社，2010．